JN304081

ケーススタディ
こどものこころ

国立成育医療センターこころの診療部部長　奥山眞紀子　［編］

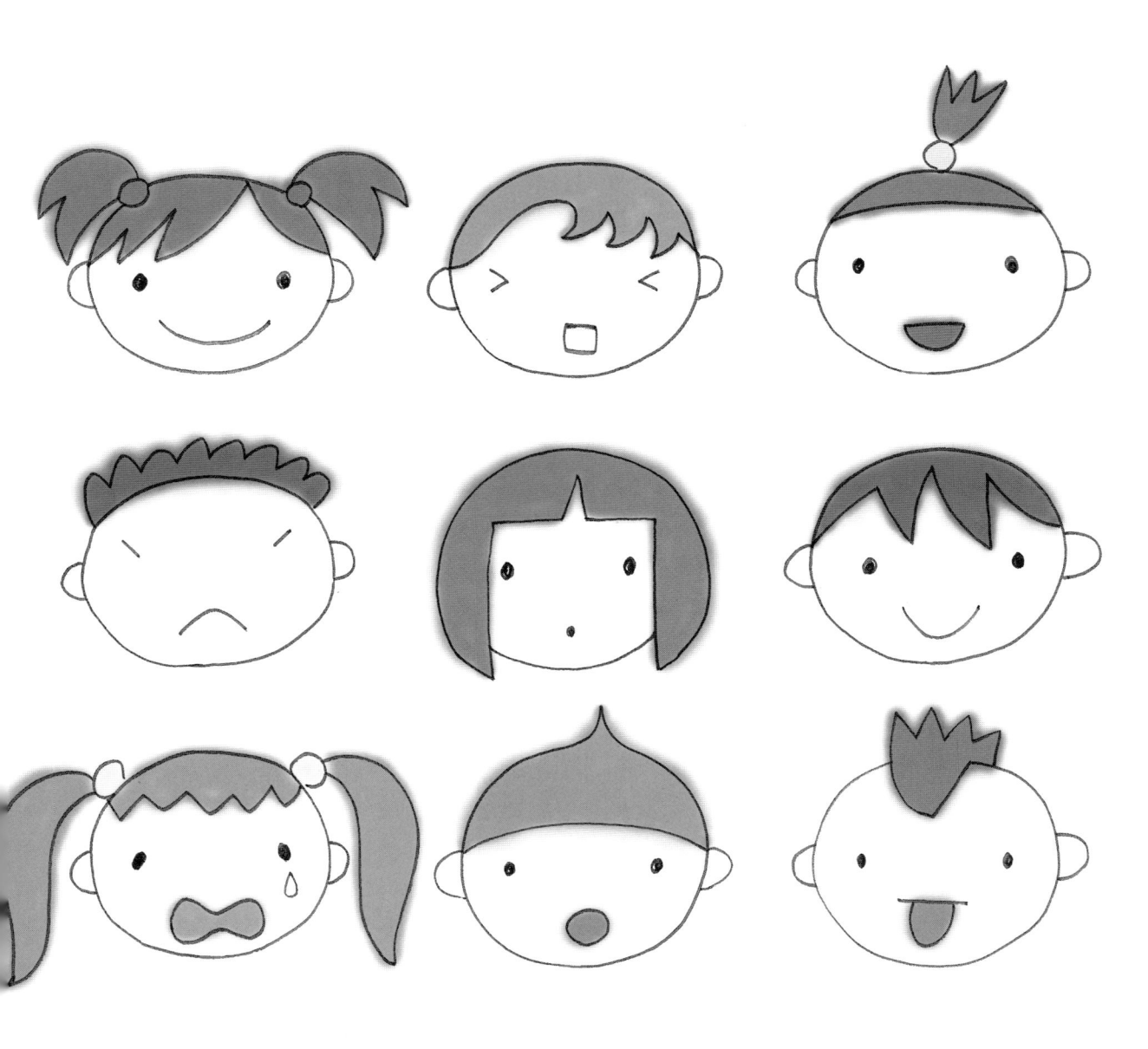

日本医事新報社

序

　近年，関連記事がメディアに取り上げられない日はないほど，子どものこころの問題が社会的に注目されてきています。そして，臨床の現場においては，わが子のこころの問題を心配して実地医家の先生方を受診する親子が増加しています。そのような子どもたちの問題は様々で，どのように診療すればよいのか，迷われることも少なくないようです。

　そこで，本書では乳幼児から思春期までの幅広い年代の子どもを想定し，それぞれの年代に比較的多くみられる「こころの問題」を取り上げ，現在のわが国の第一人者の先生方に，ケーススタディとして執筆していただきました。1つ1つの問題に関して，症例をもとに，どのように考え，どのように診断し，どのように治療すべきかを簡単にまとめたものです。特に，「子どものこころの問題は難しくって苦手」と考えている先生方にも苦手意識をなくしていただけるように，症例を挙げながら臨場感あふれる簡潔な記載を心がけました。同様の症例に対応するヒントとして是非活用して頂きたいと願っております。

　もとよりこれですべてが学べるわけではありません。しかし，本書をお読み頂くことによって，日々の臨床にまぎれて受診される心の問題を持ったお子さんに対して，恐れることなく診療して頂くことができたらうれしく思います。そして，子どものこころの診療に親近感を持っていただけたら幸いです。

　なお，本書では，子どもの行動の問題，心理的問題，感情の問題，認知の問題などすべてを総合して「子どものこころの問題」として扱っていることをご理解頂きたいと存じます。そして，本書が皆様の日々の臨床に少しでもお役に立てることを願っております。

2008年7月吉日

編者　奥山眞紀子

＊各症例の原稿執筆に際しては，個人情報保護の観点から，執筆者が細心の配慮をもって実例に基づき再構成をしています。

＊「障害」「障碍」の表記は，診断基準からの引用など，一部の例外を除き，すべて「障がい」の表記に統一しました。

CONTENTS

CASE 01	頭を床に打ちつける子ども	（宮本信也）	1
CASE 02	乳幼児期の食行動の問題	（庄司順一）	5
CASE 03	自閉症の初期症状──言葉の遅れ・こだわりが強い・パニック	（神尾陽子）	9
CASE 04	愛着障がい	（青木 豊）	13
CASE 05	虐待を受けた子ども	（奥山眞紀子）	17
CASE 06	災害・事故などのトラウマ体験	（北山真次）	21
CASE 07	目をパチパチさせたり，声を出したりする──チック障がい	（星加明德，中村美影）	25
CASE 08	授業中に座っていない・衝動的── ADHD	（宮島 祐，石田 悠，星加明德）	31
CASE 09	ひととうまく関われない──高機能広汎性発達障がい	（小林隆児）	36
CASE 10	家の外では話をしない──選択性緘黙	（國重美紀，氏家 武）	40
CASE 11	夜尿症	（帆足英一）	44
CASE 12	遺糞症	（山崎知克）	48
CASE 13	文字が読めない──ディスレキシア	（宮尾益知）	52
CASE 14	低年齢のうつ	（塩川宏郷）	56
CASE 15	手洗いが止まらない──強迫性障がい	（山崎 透）	60
CASE 16	解　離	（杉山登志郎）	64
CASE 17	不登校・引きこもり	（齊藤万比古）	70
CASE 18	立ちくらみ・めまい・頭痛──起立性調節障がい	（田中英高）	74
CASE 19	拒食症・その他の食行動異常	（清水 誠，生田憲正）	78
CASE 20	転換性障がい	（井上登生）	84
CASE 21	思春期のうつ	（傳田健三）	88
CASE 22	リストカット	（遠藤幸彦）	92
CASE 23	万引きなどの非行・動物虐待	（原田 謙）	96
CASE 24	思春期の精神病症状	（猪股誠司，松本英夫）	101
CASE 25	性被害	（笠原麻里）	106
〔索　引〕			110

執筆者一覧 (執筆順)

宮本信也	筑波大学大学院人間総合科学研究科教授
庄司順一	青山学院大学文学部教授
神尾陽子	国立精神・神経センター精神保健研究所児童・思春期精神保健部長
青木 豊	相州メンタルクリニック中町診療所院長
奥山眞紀子	国立成育医療センターこころの診療部部長
北山真次	神戸大学医学部附属病院親と子の心療部講師
星加明德	東京医科大学小児科教授
中村美影	東京医科大学小児科
宮島 祐	東京医科大学小児科講師
石田 悠	東京医科大学小児科
小林隆児	大正大学人間学部臨床心理学科教授
國重美紀	札幌医科大学小児科
氏家 武	北海道こども心療内科氏家医院理事長
帆足英一	ほあし子どものこころクリニック院長
山崎知克	浜松市発達医療総合福祉センター長
宮尾益知	国立成育医療センターこころの診療部発達心理科医長
塩川宏郷	自治医科大学とちぎ子ども医療センター准教授
山崎 透	静岡県立こども病院こどもと家族のこころの診療センター長
杉山登志郎	あいち小児保健医療総合センター保健センター長，心療科部長
齊藤万比古	国立国際医療センター国府台病院第二病棟部長
田中英高	大阪医科大学小児科准教授
清水 誠	国立成育医療センターこころの診療部
生田憲正	国立成育医療センターこころの診療部思春期心理科医長
井上登生	井上小児科医院院長
傳田健三	北海道大学大学院保健科学研究院生活機能学分野教授
遠藤幸彦	多摩中央病院副院長
原田 謙	信州大学医学部附属病院子どものこころ診療部准教授
猪股誠司	東海大学大学院医学研究科先端医科学専攻
松本英夫	東海大学大学院医学研究科先端医科学専攻教授
笠原麻里	国立成育医療センターこころの診療部育児心理科医長

CASE 01
頭を床に打ちつける子ども

宮本信也

症例紹介

▶▶▶現病歴

【2歳6カ月の男の子，A君】

A君は生後8カ月頃より，ベビーベッドのマットや床に頭を打ちつける動作がみられるようになった。両親は，その都度，声掛けをしたり，子どもを抱き上げたりすることで対応し，その対応で頭打ちは数分程度でおさまっていた。しかし，1歳6カ月頃より程度が激しくなり，こうした対応ではなかなかおさまらなくなったため，心配した両親が病院を受診した。

受診時の状況は，頭を床や壁に打ちつける（前方に倒れておでこを打ちつける，あるいは後方にそっくり返って後頭部を打ちつける），頭を手でたたくなど，様々なパターンがあり，内出血するほど強く打ちつけたりたたいたりしていた。出現頻度は状況によって幅があり，多いときは1日に50～100回ほどもみられた。1回の持続時間も状況などにより異なっていたが，30分以上持続することもあった。

頭打ちが生じやすい状況としては，寝起きや夜中，体調不良のとき，思い通りにならないとき，予測していなかったことが起こったときなどが両親から挙げられたが，きっかけがまったくわからないときも少なくないとのことであった。

▶▶▶発達・生育歴

在胎35週，2400gで出生した低出生体重児であった。新生児期は，幸い大きなトラブルもなく経過した。始歩は1歳4カ月，始語は2歳であった。受診時，会話は難しかったが，簡単な問いかけに頷くなどの反応は可能であった。また，聞いた言葉を繰り返すというおうむ返しがときどきみられた。視線は合うこともあったが，そらしやすい印象であった。両親が遊びに誘うとそれなりには遊ぶが，働きかけがなければ1人で好きなことをして遊んでいることが多かった。偏食が激しく，一度あるものが気に入るとそればかり食べていて，ごはんとごま塩，うどんしか食べないこともあった。

両親，本児の3人家族で，両親とも子どもへの愛情は豊かであったが，父親は仕事で多忙のため，育児のほとんどは母親が行っていた。両親とも，子どもの発達が遅いことも気にかけていたが，様子をみている状態であった。

▶▶▶検査結果

血液・尿一般検査，脳波，ABR，頭部MRI検査では，いずれも異常は認めなかった。発達検査では，発達指数は58であった。

▶▶▶経　過

発達経過と現症から，非定型自閉症と常同行動（stereotypic behaviors）と診断された。常同行動の程度は強く，結果としての自傷行為にまで発展していることから，常同行動障がい（stereotypic movement disorder）の範疇に入ると考えられ，直接的な対応の対象と判断された。

しかし，年齢的に小さいこともあり，とりあえず環境調整と療育で対応することとした。両親への状態説明と常同行動への対応の基本の説明を行い，子どもにはヘッドギアをかぶせることとし，療育センターへの母子通園を開始した。その後，頭打ちは時に減少気味のことはあるものの，全体としては大きな変化なく経過した。

そこで，3歳2カ月時，発達障がいがあることも考慮し，ハロペリドール（セレネース®）の少量投与を開始した。服薬後，頭打ちは半減したが，完全になくなることはなく，増減しながら経過した。

4歳を過ぎた頃より，療育の成果もあってか，言葉の発達が著しく，いろいろ自分から話してくるようになった。また，この頃までには，おうむ返しも消失していた。言葉の発達とともに，自分が怖い物を親によく話すようになった。A君から話された怖い物は，時計の針，扇風機，いろいろなぬいぐるみや人形などであった。これらは，扇風機を除けば常に身の回りにある物であり，そうした物をA君が怖がっていたことは，本人が話してくれるまで両親はまったく気がつかなかった。

このA君からの話の後，両親はA君が怖がっている物について説明して安心させたり，嫌なぬいぐるみや人形をしまってしまうこととした。そうした対応の後，A君はいろいろなときに「あれが怖い」と指さして教えてくれるようになった。その都度，両親は説明して安心させ，場合によっては場所を変えるなどの対応をするようにした。こうした対応を続けていたところ，A君の頭打ちは5歳までに完全に消失し，服薬も終了となった。

解　説◇◇◇◇◇◇◇◇◇◇◇◇◇◇◇◇◇◇◇◇◇◇◇◇◇◇◇◇◇◇◇◇◇◇

子ども，特に乳幼児から年少児では，指しゃぶりや爪嚙みのように，律動的な癖のような動作がみられることは稀ではない。こうした行動は，わが国では以前，神経性習癖と呼ばれたこともあり，子どもの心理的ストレスの表れと考えられたこともあるが，現在ではその多くは発達段階で一時的に認められるものであり，子ども自身への直接的介入は必要ないと考えられるようになってきている。

現在，こうした反復性の行動は，常同行動としてまとめられるようになっており，頭打ち（head banging）もその1つに分類される。頭打ちは生後8～9カ月頃から出現し，その頻度は日本や米国での報告をまとめると，乳児期で7％，1～2歳で5～19％，2～6歳で1～3％とされている。

一般に乳幼児期に認められる常同行動は，年齢が上がるにつれ，その頻度が減少すること

が知られている。また動物実験では，大脳基底核へのドーパミン注入により常同行動が生じることが知られている。さらに人でも，中枢神経刺激薬服用や前頭葉病変で常同行動が出現することが報告されている。こうしたことから，乳幼児期の常同行動は，運動機能の発達と関連する生物学的要因が関係していると考えられている。

しかし一方，環境要因も常同行動に影響を与える。一般に常同行動は，眠いときなどの覚醒レベルが低下しているときやかんしゃくなどの覚醒レベルが上がっているとき，つまり覚醒レベルが低いか高いときに生じやすいことが知られている。したがって，子どもの覚醒レベルが低下する，あるいは低下させる，および高くなる，あるいは高くするような環境状況では，常同行動が出現しやすいことになる。

そうした状況を**表1**に示した。基本的には覚醒レベルが低い状況では，自分を自分で刺激して，常同行動の感覚や運動を楽しむ行動として生じ，覚醒レベルが高い状況では，その感覚や運動で不安定な感情や不快な感覚を抑え，自分を落ちつかせるための行動として生じていると考えることができる。

なお，常同行動に対する周囲の反応が常同行動を持続させる要因となっていることも少なくない。常同行動を抑えようと周囲が子どもに声掛けをしたり働きかけをしたりすることが，子どもにとっては周囲から自分に注意が向き相手をしてもらえることとなり，そのきっかけとなった常同行動が自分に注意を向けてほしいときに使える手段として学習されることになるからである。

頭打ちも，その多くは，定型発達児に一時的にみられるものである。したがって，対応も基本的には発達過程にみられる他の常同行動への対応と同じである（**表2**）。しかし，頭部に内出血を生じるほどの激しい頭打ちの場合には，より強力で直接的な対応が必要となる。激しい頭打ちは，発達障がいがあるときに生じやすい。

A君の頭打ちは，当初のものは覚醒状態の低下や体調不良などの生理的要因が関係した，

表1 ● 常同行動が生じやすい状況

1. 覚醒レベルの低下状況（刺激が少ない状況）➡ 自己刺激行動としての常同行動
・子ども 　眠いとき，眠りから目覚めたとき，疲れているとき，退屈なとき，何か（テレビやゲームなど）に気を取られているとき，先天性の盲聾などの感覚障がいが気づかれずに放置されているとき ・養育環境 　多忙で子どもの相手ができない保護者，子どもに関心がない保護者，子どもを放置している保護者（ネグレクト），刺激の少ない施設での養育
2. 覚醒レベルの亢進状況（不快刺激が多い状況）➡ 自己鎮静行動としての常同行動
・子ども 　思うようにならない（不満な）とき，かんしゃくを起こしているとき，不安・恐怖を感じているとき，痛みを感じているとき ・養育環境 　子どもの要求を受け入れない保護者，子どもへの要求水準が高い保護者，子どもを不安にさせる要因が気づかれない養育環境

表2 ● 常同行動への対応

1. 身体損傷（内出血など）を生じない程度のもの
・常同行動自体を直接制止することはしない ・常同行動が出やすい状況を改善する（常同行動がないときに） 　　刺激の少ない環境　➡ 子どもへの働きかけ・刺激を増加 　　不快刺激の多い環境 ➡ 不快刺激の除去・軽減 　　　　　　　　　　　　不快感情の言語化を子どもに教育
2. 身体損傷を生じるほどのもの（結果として自傷行為となっているもの）
1. と同様の対応＋状況に応じて ・損傷予防器機の使用（頭打ちの場合のヘッドギアなど） ・向精神薬療法（ドーパミン活性を低下させる薬物） ・行動変容技法 　　常同行動を維持している要因を強力に調整（強力な環境調整） ・発達障がいがある場合➡コミュニケーション能力の向上

発達過程でみられる自己刺激行動的なものであったことが考えられる。しかし，非定型自閉症という発達障がいによる状況理解の困難さ，不安傾向の強さ，固執傾向などの特性が，そうした発達過程の常同行動に自己鎮静行動としての機能も持たせることとなり，頭打ちが増強した可能性が考えられるであろう。また，A君の頭打ちに対する両親の対応が，結果として頭打ちを強化する役割を果たしてしまったことも考えられる。

薬物療法は，頭打ちの生物学的な側面をある程度抑制できていたものと思われる。一方，療育によりコミュニケーション能力が発達したことで，A君は不安を言語化できるようになり，頭打ちで自己鎮静をしないですむようになったこと，およびA君が話してくれることで周囲がA君の不安に適切な対応をとれるようになったことが，頭打ちの機能を完全に消失させたものと思われた。

■ Point

頭打ちに限らず，乳幼児期にみられる常同行動の多くは，発達過程で一過性に認められるものであり，適切な説明により両親の不安を軽減し，対応の基本を助言するだけで十分なものである。しかし，自傷行為にまで発展している常同行動の場合には，薬物療法も含めた直接的介入が必要となる。重症の常同行動には発達障がいや不適切な養育状況が背景にあることが多いので，そうした要因の有無にも配慮する必要がある。

● 文　献

1) こころの科学130 習癖異常　子どもの困ったくせ. 飯田順三 編, 日本評論社, 東京, 2006.
2) Blum NJ : *Developmental — Behavioral Pediatrics*. ed by Levine MD, *et al*, 3rd ed, WB Saunders, Philadelphia, 1999, p430.

CASE 02
乳幼児期の食行動の問題

庄司順一

症例紹介 ◇◇◇◇◇◇◇◇◇◇◇◇◇◇◇◇◇◇◇◇◇◇◇◇◇◇◇◇

▶▶▶ケース1

【1歳11カ月の女の子，Aちゃん】

Aちゃんは「子どもが食べてくれない」という母親の訴えで，小児科外来を受診。母親は疲れきった表情であった。

妊娠・分娩歴，運動や言語の発達には，特に問題は認められなかった。初めは母乳を与えた。生後1カ月のときに哺乳瓶から白湯を飲ませようとして以来，果汁やみそ汁，離乳食も，一口与えると口から出してしまい，無理に与えると嘔吐するという状態であった。

8カ月になると母乳の出が少なくなってきたので，ミルクや，うどんと野菜を煮込んだものを上体を高くして口から流し込むように与えた。Aちゃんは食べ物を欲しがりもせず，無理に与えると嘔吐するという状態が続いた。

保健所や小児科医院で「無理に与えるから食べなくなる」「子どもが食べるだけで十分」と説明されたが，心配で与えずにはいられなかったという。

夫は海外勤務となり，支えてくれる人もいないということで，Aちゃんの食行動のリズムを回復するとともに，母親の心身の回復を促すために，Aちゃんは小児科病棟に入院となった。

入院時，体重は10.5kgであった。入院後，食事を与えようとすると後ずさりしたが，放っておくと，スープには手を伸ばした。

その後，食事の量にはあまり変化はなかったが，牛乳やおやつには自分から手を伸ばし，他児が食べているのを見て，自分にもミルクを要求するなど，食事への関心が少し出てきた。入院1週間で状態がやや改善したところで，母親の希望で退院。母子は父親の赴任先に向かった。

▶▶▶ケース2

【1歳8カ月の女の子，Bちゃん】

Bちゃんは保健師に勧められて，母親とともに来院。主訴は過食であった。母親によると，「とにかくよく食べるんですよねー。私よりもたくさん食べる」ということであった。母親はBちゃんに対する憤りを，疲れ，あきらめたような口調で語り，「だけど，自分からおかわりとは言わない。こちらが『おかわりするの』と聞くのを待っている」と説明した。

母親の話を聞いているうちに，食べる量の問題とともに，味わいながら食べるのではなく，

ガツガツと口に突っ込むような食べ方であることが明らかとなった。また，食行動以外にも，笑わない，あまり声を出さないなどの問題が訴えられた。家では，叱ったり，「B！」と名前を呼びつけたりすると，固まってしまい，半日でも立ちつくしたままでおり，それが母親をいっそういらだたせた。時には母親を上目づかいににらむこともあった。母親は，「Bちゃんと一緒にいるとイライラする」と訴えた。

母親に席を外してもらい，Bちゃんと話しをしようと試みたが，Bちゃんはうつむきがちで，表情はやや暗く，言葉を発することはなかった。しかし，母親がそばにいるときのような緊張は少なくなっていた。

身体測定の結果は，体重約9.5kgで，1歳時の約11kgよりも減少していた。身長は1歳時からほとんど伸びていなかった。

母親の訴え，子どもの表情や行動，身体発育状態から，虐待（ネグレクト）が強く疑われ，親子が一緒にいることは適切ではないと考えられたので，とりあえず小児科に入院させることにした。後刻，父親にも来院してもらい，状況を説明し，乳児院への入所を勧めた。初めは同意しなかったが，結局，2歳までなら，ということで納得したので，児童相談所に連絡し，手続きを進めた。

数日でBちゃんは小児科から乳児院に移ったが，過食はみられず，出された食事で満足しているようであった。しだいに表情は明るくなり，他の子どもたちとも追いかけっこなどをして笑い声を上げるようにもなった。母親の面会は，初めは少し離れた所からBちゃんの様子をみるという形であったが，「こんなによくしゃべるのか」と驚いていた。

その後，体重は急速に増加し，乳児院を退所した2歳の時点では11kgを超えた。退所後は心理外来でフォローすることになった。

解　説

乳幼児の食行動の問題は，非常に多い訴えの1つである。その中では「食べない」という訴え（食欲不振）が多い[1]。

Illingworth[2]は「すべての行動問題の中で，食欲不振は最も一般的な問題であるが，最も容易に予防ができ，最も簡単に原因が作られ，最もたやすく治る」と述べている。そして，その原因を「食べ物の強制」であるとし，子どもの発達や個人差を理解し，食べることを強制するのを止めることが必要であると述べている。

しかし，筆者の経験によれば，子どもが欲しがるまで与えないのがよいことは理屈ではわかっていても，食べることを強制してしまう母親の不安や焦りの気持ちを理解することが重要だと思われる。Aちゃんの母親のように，「心配で放っておくことができない」と語る親は少なくない。また，母親が食べることの強制に陥る要因として，子ども自身の過敏さ，初めての食べ物への拒否的態度，変化に対する慣れにくさといった気質特徴（**別掲**）や，夫の支えなど母親にゆとりを持たせる環境なども併せて考慮すべきと考える。

子どもの気質

子どもはどの子も同じではない。生まれたときから，たとえば母乳の飲み方，泣き方，眠り方に子どもによって違いがみられる。そのような行動の仕方の特徴を表す言葉が「気質」(temperament) である。性格と同義に使われることもあるが，一般に性格は後天的に形作られた特徴を，気質は性格の基礎になる，持って生まれた特徴を意味するものとされる。たとえば，敏感さ，初めての体験への対応の仕方，変化への慣れやすさ，活動性などである。

子どもの気質研究の基礎を築いたThomasとChessは，行動はWHAT（何ができるか＝能力），HOW（どのようにするかという行動の仕方の特徴＝気質），WHY（なぜするかという行動の理由＝動機づけ）の3つの面からとらえられるとした。食行動で考えると，母乳やミルクしか飲めない，離乳食が食べられる，スプーンが使えるなどは食行動の発達（能力）に関するものである。赤ちゃんでも大人でも飲食が速い人がいる。ミルクの温度が下がると飲むのを止めてしまう温度に敏感な赤ちゃんもいれば，口に入るものは何でも飲むかのような赤ちゃんもいる。大人でも，みそ汁などの温度にうるさい人もいれば，まったく気にしない人もいる。食べる（飲む）速さや敏感さは，年齢とともに変化するというよりも，その人の特徴と言える。これが食行動における気質の現れである。なぜ食べるかは，空腹だからという生理的な欲求による場合が多いが，周りから勧められてなど社会的な理由の場合もあろう。

最近は，気質特徴のまとまった現れ方から気質のタイプが考えられ，よく泣き，しかもなだめにくいなど，「手のかかるタイプ」の気質特徴と，その親への影響（虐待など）が関心を持たれている。

「食べない」という訴えほど多くはないが，注意すべき問題に「過食」がある。特に，おいしそうに味わって食べるのではなく，ガツガツと口に突っ込むような食べ方をする場合，ネグレクトや身体的虐待を受けていることがある。これらのケースでは，しばしば身体発育は不良であるが，食行動としては過食である。家では隠れ食い，盗み食いをし，外ではスーパーなどで食べ物を万引きしたり，ゴミ箱をあさる子どももいる。

被虐待児の過食は，愛情の代替としての食行動とみることができよう。親からの愛情を得られない子どもが，その代わりの満足を食べることから得ようとしているのだと考えられる。しかし，食べ物は愛情の代わりにはならない。いくら食べても満足感は得られない。だからこそ食べ続けるのである。

過食が生じるもう少し一般的な状況は，ストレスフルな体験である。「やけ食い」「気晴らし食い」などの言葉があるように，ストレスフルな状況は食行動に大きく影響する。乳幼児によくみられるストレスフルな体験に，病院への入院がある。退院後，しばらくの間（多くは数日間），食べ過ぎと思うほどたくさん食べ，その後落ちついてくるということがよくある。入院生活による食事制限の反動とも考えられるかもしれないが，健康な子どもが乳児院を退院して家庭へ戻ったとき，あるいは里親家庭に委託されたときにもみられることから，環境の変化によるものと考えてよいであろう。

表1 ● 乳幼児期に比較的よくみられるその他の食行動の問題

食事のときのぐずり	・普通にあることである ・様々な原因が考えられる。たとえば，眠い，欲しいものが与えられない（初めに水分をとりたかったなど），欲しくないものが与えられた，哺乳瓶の乳首の穴が小さい，自分で食べたい，遊んでいたい，いわゆる反抗期（自己主張）など ・食事の状況を振り返り，考えられる対応をとる
偏食	・多少の好き嫌いがあるのは普通のこと ・乳幼児期の好みは変わっていくので，「この子はこれは食べない」と決めつけないこと ・自閉症では食べる物の種類が著しく限定されることがある
異食	・食べ物ではないものを食べることが習慣化した場合をいう（壁土，土や小石，壁紙など） ・稀な食行動異常であり，知的障がいがある子どもにみられることが多い
反芻	・筆者は経験がないが，Illingworthによると3カ月児にみられることがあるとし，愛情剝奪が原因の場合もあるが，食道機能に逆流をもたらすような異常を有する場合もあるという
咀嚼の問題	・かめない，いつまでも口の中にとどめておいて飲み込まない ・かまずに丸飲みする ・咀嚼の練習が適切でなかったときに，食欲があまりない子どもはかめなくなり，食欲の旺盛な子どもはかまないようになることが多いように思われる
腹痛・嘔吐	・食べ物を強制的に与えることへの反応，緊張・葛藤・不安などの心理的問題の現れとしての症状の場合がある

最後に，乳幼児期に比較的よくみられるその他の食行動の問題を**表1**に示す。

■Point

食べることは，栄養の摂取という生理的意義のみならず，「（親が）与える」「（子どもは与えられたものを）受け入れる」という人間関係の中で営まれる活動である。したがって，食行動には親子関係や子どもの心理状態が反映されやすい。他方，親の心理には，子どもの食行動にも現れる行動特徴（気質）や，周囲の理解と支えが大きく影響する。

乳幼児においては，「食べない」という訴えのほうが「食べ過ぎる」という訴えよりもずっと多いことは，食べてほしいという親の願いの強さを示している。

食行動は，生きている間ずっと，毎日繰り返される。したがって，食行動に問題が生じると，親子の心理や親子関係に大きな影響を及ぼすことになる。

●文 献

1) 二木 武，他編著：新版小児の発達栄養行動．医歯薬出版，東京，1995, p174.
2) Ronald SI：ノーマルチャイルド（山口規容子 訳）．メディカル・サイエンス・インターナショナル，東京，1994, p223.

CASE 03
自閉症の初期症状
―― 言葉の遅れ・こだわりが強い・パニック

神尾陽子

症例紹介

▶▶▶現病歴

【1歳8カ月の男の子，A君】

母親は，1歳6カ月を過ぎても喃語様の発声だけでマンマと言わないのが気にかかると，かかりつけの小児科クリニックのB医師に相談した。A君はクリニックでも看護師にほほえみながらクリニックに置いてある絵本を渡すような，人見知りしないかわいい子どもであるが，B医師は何か違和感を感じた。というのも，声を掛けてもA君はこちらを無視して延々と物を運んだり元の場所に戻したりするだけで，かまってもらって喜ぶそぶりがなかったからだ。一般的な運動発達に問題がなかったので，精神発達検査をしてみてはと提案したところ，母親はすぐさま同意した。以前からA君がマイペース過ぎることに気づいており，「母親の私をまるで物のように扱う」と心配だったのだ。

▶▶▶検査結果・行動評価

クリニック勤務の心理士が，発達検査と同時に自由遊びの場面の観察を行った。検査結果は発達指数が100前後で，一般的な認知発達は正常範囲だった。また母親の第一の心配の種だった言葉は，遊び場面では盛んに喃語様の発声や言語模倣が確認され，まもなく発語が増えることが予測された。その一方で，玩具の扱い方や人との関わり方は，同年齢の子どもたちとは明らかに異なっていた。1人で玩具の部分を操作するだけで，人との遊びに発展する片鱗が認められなかった。たとえば，大人に誘われて電車の模型を走らせる代わりに，車輪を回す1人遊びだけに興味を示す，大人がままごとセットを使ってごっこ遊びに誘っても，玩具を口に入れてお終いになる，にこにこ顔で人の顔をよく見るが，表情を確かめたくて見るというより，むしろ顔を見ること自体で満足するかのように，凝視した後は関わるでもなく自分の遊びに移る，などの行動がみられた。

こうしたA君の行動評価について，母親には，いたずらに不安を煽らないように，できるだけ具体的に伝えることにした。言語・認知の発達は平均水準にあること，それでいてコミュニケーションに必須の人への関心やノンバーバルコミュニケーションが平均的な子どもと違って弱いこと，などである。母親は意外にも納得した様子で，自分もそのように感じていたと語った。インターネットでいろいろと調べ，自閉症を疑っていたのだともいう。横目で物を見る，強い触覚過敏があり，手をつなぐのを嫌がったり，肌につける衣類も限られているなど，行動特徴がぴったりだという。B医師は，1歳で自閉症の確定診断

は難しいことを知っていたので，保健所での児童精神科医の巡回相談日に行くよう母親に勧めた。

▶▶▶診　断

A君と母親はその1週間後，B医師の紹介状を持って児童精神科のC医師と心理士のチームに会った。そこでは母親面接と並行して，A君の課題遊びと自由遊びの観察，知能検査が行われた。C医師は，緊張している母親をリラックスさせるように，しかし細部にわたってA君の発達歴や現在の様子について具体的な質問をしていった。母親は個々のエピソードを挙げて，自分の考えも述べながら熱心に話した。その結果，A君の特徴はB医師が疑った通り，広義の自閉症である広汎性発達障がい（pervasive developmental disorders；PDD）に合致することが確認された。

これは，楽しみを他人とシェアすることがなく，アイコンタクトなどノンバーバルな対人情報を人とのやりとりの文脈で用いない（①対人的相互交流の障がい），言語の遅れは1歳代のため，まだ結論できないが，言語発達に必須の「見立て能力」の芽生えであるごっこ遊びがない（②コミュニケーションの障がい），クレヨンなどをケースから出しては元の位置に正確に戻すといった単純な繰り返し遊びを好む，活動を中断あるいは強要されるとパニックとなる（③行動，興味の限定された反復的で常同的な様式）障がいである。加えて，触覚過敏についても，粘土などが手につくとすぐに拭き取ってもらわないとパニックになるほどなので，A君の苦手な場面を避けた結果，A君はマイペースに暮らせるものの，兄を含めて家族が窮屈な思いをしていることもわかった。

▶▶▶対応とその後の経過

そこで母親への助言として，ルーチン化しがちな日常生活の幅を広げ，1歳児にふさわしい感覚的な遊びや同年齢児と触れ合う機会を増やすことを目的に，地域で定期的に持たれている要支援児のための小グループ・デイケアへの参加を勧めた。A君はゆっくりと集団の場に慣れていき，3歳で幼稚園に通えるようになった。

3歳での再評価では言語，知能ともに伸びたが，PDDの3徴候である対人面とコミュニケーション面，そしてこだわりの問題は依然続いていた。2歳時にはしばしばパニックになったこだわりも，言語理解が進むにつれて，前もって繰り返し言ってきかせることで我慢する力がつき，日常生活は安定した。3歳時の診断ではPDD（DSM-Ⅳの下位分類では特定不能のPDD，いわゆる非定型自閉症）とされた。幼稚園での集団生活ではトラブルが予想されるため，迅速に介入できるよう親の了解を得て幼稚園と保健所が情報交換を行い，保健師を中心とした連携のもとでサポートを続けることになった。

解　説 ◇◇◇◇◇◇◇◇◇◇◇◇◇◇◇◇◇◇◇◇◇◇◇◇◇

A君は知的障がいを伴わない高機能PDDである。発達の遅れを伴うPDD児は，未発語や対人接触の明らかな欠如などにより，1歳6カ月健診でもう少しわかりやすいのに対し

表1 ● 1歳6カ月でPDDハイリスク児を見分ける早期徴候項目

- 他の子どもに興味がない
- 人形やその他の物を使ったごっこ遊びをしない
- 欲しい物を指をさして要求しない
- 興味を持った物を指をさして伝えようとしない
- 母親に見てほしい物を見せに持って来ない
- 音に過敏と思われる行動をする（耳をふさぐなど）
- 母親のすることをまねない（例：口をとがらせてみせると顔まねをするなど）
- 母親が部屋の中の離れたところにあるおもちゃを指でさしてもその方向を見ない
- 母親が見ている物を一緒に見ない
- 母親の注意を自分のほうにひこうとしない
- 言われた言葉をわかっていない
- いつもと違うことがあるとき，母親の顔を見て反応を確かめない

共同注意行動は色で示した　　　　　　　　　　　　　　　　　　（文献1より改変・引用）

て，言語表出が良好なケースやA君のようにゆっくりだが，芽生えているタイプは見逃されやすい。ノンバーバルな対人能力は言語と違って学習されにくく，成長しても社会生活に様々な影響を及ぼすので，軽度だからといって必ずしも楽観はできない。最近では，PDDの早期徴候（**表1**）についてある程度わかってきたこともあり，100％ではないが2歳時で高機能も含むPDD児を発見することが可能である[1,2]。

高機能PDD児の親の多くも2歳前に既に「何かおかしい」と感じているが，その心配は言葉の遅れ，こだわり，パニック，感覚過敏，対人的応答の弱さなどケースによって様々なので，丁寧に拾い上げることが大切である。2歳前後で発見する意義は要支援児を早期支援につなげることにあり，診断それ自体にあるのではない。したがって，子どもの早期徴候や親の訴えから疑った場合は，社会的発達をチェックするために遊び場面の観察を勧める。

2歳前後で着目すべき徴候は共同注意行動である。共同注意とは他者と注意の対象を共有する能力のことで，幼児が大人とのやりとりに加わるためには，大人が意図を持つ行為主体であることを理解する必要があり，大人が何に注意を向けているのかが重要となる。通常，生後9カ月から大人の指さす方向を見るようになり（応答的な共同注意行動），しだいに行動は複雑さを増し，1歳過ぎには自分の興味対象を親に持っていって見せ，親の反応を確認するといったことを頻繁に行う。これは共有確認を伴う自発的な共同注意行動である。共同注意行動の出現は後の言語やノンバーバルな社会的発達を予測する。PDD児には共同注意行動がみられないことが多く，ある場合でも共有確認がないか，あっても頻度が非常に少ない。

こだわりやパニックはPDDの幼児期の特徴の1つだが，3歳以前ではまだはっきりしないことが多い。理由としては，環境全般に対する理解が未熟なので同一性の把握がまだでき

ない，多動が強い場合は1つの活動にとどまれない，変化を理解し，かつ嫌う傾向があっても抵抗の表現が弱くまだ親のコントロール下にある，などが考えられる．しかしながらA君のケースのように，繰り返しの色彩の強い遊びにその徴候をみつけることができることもある．

A君のように1歳6カ月健診でPDDが見逃された場合でも，小児科医は発達に関する様々な相談を受ける機会が多い．とりわけ軽度PDDの存在は，1度のルーチン診察での判断は困難で，繰り返し行動観察を行って初めてわかる場合が多い[2,3]．地域に療育の専門機関があれば理想的だが，未整備な地域では発達に熟練した専門医，保健師，心理士，そしてかかりつけ医など，多職種が協同で親と子のニーズを把握した上で，包括的な早期支援を継続できる地域ネットワークを築くことが肝要である．

■Point

今日では，PDDハイリスク児にできるだけ早い時期から発達支援を始めることは，社会的発達の促進，児の特性に即した技能の開発，二次的な情緒・行動の問題の予防，そして親の育児ストレスの軽減などに役立つことが認識され[2]，2005年春に施行された発達障がい者支援法にも早期発見の必要性が謳われている．多くの親は1歳時から漠然とした心配を抱えており，時に自責の念にかられながら不安な日々を長く過ごしている．PDD下位分類診断は成長とともに移行することがあり，特に低年齢ではそうであるが，PDDという大カテゴリー診断は2歳時でもかなり安定していることがわかっており，診断可能年齢は1歳代まで下がっている[2,3]．確定診断まで待たせるのではなく，できるだけ早期にハイリスク児を把握し，地域での支援につなげたい．

幼児期の治療的介入は，現段階では心理社会的アプローチに限定されるが，言語能力の向上や問題行動の軽減には親訓練を含む行動療法的アプローチが，集団場面での適応能力の向上には環境構造化を重視するTEACCH (Treatment and Education of Autistic and related Communication handicapped CHildren) がそれぞれ有効とされる．個人のニーズに合わせてこれらの要素を取り入れた療育活動が役立つ．

●文 献

1) 神尾陽子, 他：精神医学 48：981, 2006.
2) 神尾陽子：日本臨牀 65：477, 2006.
3) 小山智典, 他：障害者問題研究 34：11, 2007.

CASE 04

愛着障がい

青木 豊

　乳幼児は，恐怖や疲れを感じたとき，親との距離が離れたときなどに，親に近づくこと（愛着行動）により安全感・安心感を得ようとする。Bowlbyはその際，乳幼児に愛着のシステムが働いていると考えた[1]。親はこの乳幼児の愛着行動に対して，感受性を持ってなだめる機能を発揮する。乳幼児は，その親を愛着対象として安全な愛着関係を繰り返し体験することで，他者に対する安心感や信頼感と自身に対する基本的な肯定感を獲得していく。ところが，特定の愛着対象を持つことができないほど重度の「病的な養育」状況に置かれると，乳幼児は行動の異常，特に対人関係上の異常行動を示すようになる。この病態が反応性愛着障がい〔DSM-Ⅳ（1994），**表1**〕である。

　行動の異常には2つのパターンがある。1つは，どの大人にも過度の抑制された感情しか示さず，非常に警戒しているか，あるいは攻撃的で，大人のなだめる行為を受け入れないパターンである。DSM-Ⅳではこれらを反応性愛着障がい・抑制型とし，ICD-10では

表1 ● DSM-Ⅳによる反応性愛着障がいの診断基準

A	5歳未満に始まり，ほとんどの状況において著しく障害され十分に発達していない対人関係で，以下の（1）または（2）によって示される （1）対人的相互作用のほとんどで，発達的に適切な形で開始したり反応したりできないことが持続しており，それは過度に抑制された，非常に警戒した，または非常に両価的で矛盾した反応という形で明らかになる（例えば，子どもは世話人に対して接近，回避，および気楽にさせることへの抵抗の混合で反応する，または固く緊張した警戒を示すかもしれない） （2）拡散した愛着で，それは適切に選択的な愛着を示す能力の著しい欠如（例えば，あまりよく知らない人に対しての過度のなれなれしさ，または愛着の対象人物選びにおける選択力の欠如）を伴う無分別な社交性という形で明らかになる
B	基準Aの障害は発達の遅れ（精神遅滞のような）のみではうまく説明されず，広汎性発達障害の診断基準も満たさない
C	以下の少なくとも1つによって示される病的な養育： （1）安楽，刺激および愛着に対する子どもの基本的な情緒的欲求の持続的無視 （2）子どもの基本的な身体的欲求の無視 （3）第1次世話人が繰り返し替わることによる，安定した愛着形成の阻害（例えば，養父母が頻繁に替わること）
D	基準Cに挙げた養育が基準Aに挙げた行動障害の原因であるとみなされる（例えば，基準Aに挙げた障害が基準Cに挙げた病的な養育に続いて始まった）

▲病型を特定すること：
抑制型　　基準A（1）が臨床像で優勢な場合
脱抑制型　基準A（2）が臨床像で優勢な場合

反応性愛着障がいとしている。もう1つのパターンは，無差別な社交性を示すもので，たとえば，初対面の大人に対して抱きついたり過剰になれなれしい行動をとるパターンである。DSM-IVではこれらを反応性愛着障がい・脱抑制型とし，ICD-10では脱抑制性愛着障がいとしている。これら2つの行動パターンは併存してみられることもある。

病因としての「病的養育」には2つの研究の源泉があり，1つは施設養育である。たとえば，乳幼児期に劣悪な施設状況（1人の養育者に対して10人以上の乳幼児数であったり，転々と養育者が替わるような状況）に置かれた子どもは特定の愛着対象を得る機会がない。もう1つの病因は重度の虐待・ネグレクトである。以下に示すケースは，虐待・ネグレクトの症例である。

症例紹介 ◇◇◇◇◇◇◇◇◇◇◇◇◇◇◇◇◇◇◇◇◇◇◇◇◇◇◇◇◇◇◇◇◇◇

▶▶▶ 保護までの経緯

【2歳1カ月の女の子，Aちゃん】

Aちゃんは，1歳6カ月健診時に「落ちつきのなさ」が目立つことと，その場にあった冊子・パンフレットを食べてしまうとの行動があり，保健師から要観察とされた。2歳時，歯科健診で他児への乱暴，多動，母親を求めていない様子などが，これも保健師によって観察された。その後，近隣より，母親が日常的に手を上げているとの通報が児童相談所にあり，同所の調査で，2カ月間にAちゃんは近くのスーパーで3回，自宅から大きな国道を隔てた警察で1回保護されたことも判明した。

その結果，虐待とネグレクトのケースとして児童相談所がAちゃんを一時保護所に保護した。

▶▶▶ 虐待の内容

その後，児童相談所や評価を依頼された医療機関などが行った母親と父親の面接から，以下のような虐待とネグレクトの内容がより明確になった。

Aちゃんは日中ほぼ放置されていて，道端の草を食べたり，隣家の鳥小屋の餌を取って食べたりしていた。活動性が高く，近隣のいろいろな場所でAちゃんが単独で発見されたり，保護されたりしていた。母親がAちゃんに関わる時間は，朝食と夕食を与える時間にほぼ限られていたが，その時間も母親は「落ちつきのない」子に対して，たたく・ののしるなどの虐待をしていた。夜間は，1室に鍵をかけて放置していたとのことである。

これら養育状況は，「病的な養育」と判断される。

▶▶▶ 両親の評価

また母親への面接から，母親自身重度の被虐待歴を有していること，解離性障がいがあることなどが明らかとなった。父親は工事関係の仕事をしており，著しく多忙なこともあってか育児についてはほとんど関与せず，母親の養育についても「こんなものであろう」と危機感を持っていないようであった。

▶▶▶▶ Aちゃんの評価

保護所に入った当初1カ月のAちゃんの行動は，以下のようなものであった。

多動で走り回っていることも多く，乱暴で職員や他児を押し倒したりたたいたり物を投げたりすることもしばしばであった。また，どの職員にも差別なく抱きつき，まったく人見知りがみられず，知らない成人にもためらいなく近寄って抱きついた（無差別的社交性）。保護所において母親がAちゃんに面接した際にも，母親を避けることはないものの，母親を求める行動はまったく観察されなかった。すなわち，ちょうど走っていて転倒し泣いたAちゃんは，母親に近づくことはなく，その日初めて来ていた研修生に抱きついた。これらの行動観察から，Aちゃんは母親を愛着対象としておらず，その他の養育者の存在もなかったため，特定の愛着対象を持っていないと考えられた。

一方，Aちゃんは，不特定の職員と電話のおもちゃで交互に話す遊びをするなど，相互交流的な対人関係能力を示した。また入所1カ月を超えた頃から多動傾向は徐々に軽減していき，2カ月の終わり頃には「元気な子」のレベルに落ちついていった。

Aちゃんは反応性愛着障がい・脱抑制型と診断された。

▶▶▶▶ アプローチ

児童相談所を中心として，地域の保健師，精神科医療機関が支援計画を立て実行した。Aちゃんに対する治療として最も重要なことは，できるだけ早期に安定した適応的感受性のある養育者を提供し，Aちゃんがその養育者に愛着することにあった。

児童相談所の家族調査と介入から，父方の祖父母がその養育者の候補となった。実際，祖父母はAちゃんのことを心配して，両親と同居し，Aちゃんを迎え入れることを希望，両親もそれに同意した。児童相談所の調査で祖父母の養育能力は適切であるとの判断が下された。

そこで，Aちゃんと家族の再統合の条件として，祖父母，特に祖母がAちゃんの主な養育者となること，保育園を利用すること，地域の保健師が訪問すること，母親が精神科治療を受けることなどが，児童相談所と家族との間で約束された。幾度かの祖父母単独あるいは祖父母と両親でのAちゃんとの面会，外出，外泊を通して，Aちゃんの安全が確認された後，分離から2カ月でAちゃんは祖父母・両親の家に戻った。

その後の6カ月間のフォローアップでは，Aちゃんは祖母に選択的愛着を示すようになったが，人見知りのなさは持続していた。

解説

Aちゃんは重度の虐待とネグレクトを受けており，2歳1カ月にもかかわらず母親・父親にも選択的愛着を示していなかった（正常発達では7～9カ月で選択的愛着を示す）[2]。行動のパターンの特徴は無差別的社交性であり，反応性愛着障がい・脱抑制型と診断される。この障がいを持つ子どもは多動傾向があることが報告されている。

鑑別診断としては，広汎性発達障がい，注意欠陥/多動性障がいが挙げられる。Aちゃんは，保護所にいたときも相互交流的な遊びが可能で，興味の範囲の限定もなかったことから，広汎性発達障がいは否定された。注意欠陥/多動性障がいについては，愛着対象を持つこと，環境の変化で多動性が相当程度減弱したことから，否定された。

反応性愛着障がいの子どもへの治療法は現在も研究途上である[3〜5]。虐待に対するアプローチが必要なため，多機関・多職種によるチームアプローチが必要である。そして最低限行われなければならないことは，環境への介入・調節である。まず反応性愛着障がいの子どもが発見され，虐待・ネグレクトが確認されれば速やかに分離を行わなければならない[6]。

次に，適切で安定的な養育者を実際に提供しなければならない。というのも，第一に愛着を持てない状態で障がいに陥っている子どもを放置しておくわけにはいかないこと，第二には，同障がいを持った児童の心理・社会的発達の予後は著しく悪い（人格障がい，うつ病，物質依存など）ということを今までの臨床および研究が示唆しているなどの理由による。

最早期に基本的に信頼できる他者を持たず，他者との関わりから自身への肯定感を持つ機会を得ることができなかった，これら病理を持った子どもたちの予後が楽観できるわけもない。実際に提供される養育者は，施設職員であったり，里親であったり，祖父母であったりする。時間を置いて虐待者が変化できれば，その候補となるかもしれない。

■ Point

わが国では，反応性愛着障がいについての研究は遅れている。しかし虐待・ネグレクトなどの環境で，反応性愛着障がいの行動を示す児童を発見した場合，緊急介入の必要があることは明瞭である。できるだけ早期に愛着できる他者をこれら子どもに与えることが，治療の必須条件である。そうした後に，治療者は施設職員や里親等の養育者と協力して健全な愛着の発達を助ける必要がある。

●文 献

1) Bowlby J：*Attachment and Loss：Vol.1. Attachment*. 2nd ed, The Hogarth Press, New York, 1982.
2) Boris NW, et al：Infants and Young Children 11：1, 1999.
3) Boris NW, et al：J Am Acad Child Adolesc Psychiatry 44：1206, 2005.
4) 青木　豊：乳幼児医学・心理学研究 15：11, 2006.
5) Zeanah C, et al：*Handbook of Infant Mental Health*. Guilford Press, New York, 2000, p353.
6) 青木　豊：日本トラウマティック・ストレス学会誌 6：15, 2008.

CASE 05
虐待を受けた子ども

奥山眞紀子

症例紹介 ◇◇◇◇◇◇◇◇◇◇◇◇◇◇◇◇◇◇◇◇◇◇◇◇◇◇◇◇◇◇◇◇

▶▶▶現病歴

【6歳の男の子，A君】

A君は頭痛を主訴に入院した。しかし，不適切な養育が疑われ，院内の対応チームに相談がなされた。一方，A君の病棟での行動は看護師にとっては非常に耐え難いものであった。なぜならば，A君は突然思いもかけないことをするために予想が立たず，入院している子どもの点滴にいたずらをしたり，他の子どもとのけんかも多かったからである。また，A君の母親や父親も病棟でA君を殴るなどの行動があり，他の子どもの親からの反感を買っていた。

▶▶▶母親との面接

院内の対応チームはA君の母親と面接をして，以下のことを見出した。A君の実の父親は，A君の母親への配偶者間暴力（domestic violence；DV）があり，さらに，A君の兄に対しても激しい暴力があった。A君が生後5カ月の頃，呼吸困難で入院した際，父親は入院先から連れ帰り，危険な状態に陥ったことがあった。A君の母親は，A君が1歳過ぎた頃に父親の元から逃げて，別の地方に転居した。

しかしながら，A君の母親は子育てに多くの不安を持っていた。彼女は幼少の頃から激しい虐待を受けて育ち，性的虐待も経験していた。A君は母親との愛着がうまく形成されなかったばかりでなく，A君の兄からも暴力を受けていた。兄は行動の問題や解離が著明で，児童福祉施設に入所していた。また，A君の母親は内縁関係の夫と同居していたが，その男性の気を引くためにA君の前で自殺未遂をしたり，家に火をつけるなどの行為があったという。その内縁の夫は，病棟でも「しつけ」と称してA君を殴るなどの行為がみられた。

▶▶▶A君との面接

A君に対する心理的面接からは，A君の特徴として以下のことが見出された。①誰にでも身体接触を求めるわりには，困ったときや危険を感じたときに他者の力を借りることができない，②安定性に欠け，突然別人になったかのように変わることが多い，③時間の長短の感覚に乏しい，④自分の感情を把握することができない，⑤他人に共感することができない，⑥突然激しく攻撃性を呈することがある，⑦常に過覚醒で過敏な状態にあり，些細な聴覚や視覚の刺激に反応する，⑧常に動きが多いが，不安なときには固まる，⑨全体として認知の発達が遅く，知的な発達は正常下限である。

▶▶▶診　断

母親からの情報とA君への面接と観察から，A君は不適切な養育による反応性愛着障がいと診断された。また，不適切な養育によってA君の育てにくさが生じており，もともと育児をすることに困難さがある実母が育てることは困難であると判断された。そのため，児童相談所との連携がなされ，親子分離が考慮されたが，処置先が定まるまで，病院での治療が継続された。

▶▶▶治　療

A君に対しては，①過覚醒に対する投薬，②A君にとって予測がつきやすいような枠組みのある日課，③自分の身体の感覚を育てるための感覚統合療法，④自己の連続性を育てるための振り返り，⑤時間の予測能力を育てるための短期間カレンダーの使用，⑥自己と他者の感情を把握させるための表情の絵を用いた指導などを治療として行った。

その結果，2カ月間で，半日の振り返りが可能になり，昨日と明日までの時間の把握が可能になった。さらに，自己と他者の感情がある程度把握できるようになった。ただし，実母の感情を把握することは困難であった。なお，クロミプラミン塩酸塩（アナフラニール®）の投薬により，過覚醒がやや減少して入眠しやすくなった。

しかしながら，行動の変化の改善は困難であり，長期の治療が必要と考えられ，長期滞在の施設への入所措置がなされた。

解　説

A君は顕著に不適切な養育を受けて育ったために，愛着形成に困難をきたしていた。そのために，本来子どもが持つべき安心感が育っておらず，常に自分を守ろうとするため過覚醒の状態に陥っていた。母親の行動は予測が立たず，A君の前での自殺未遂や暴力行為などがあり，慢性的にトラウマを受けている状態でもあった。

そのために，その場その場を生き抜くことに精一杯であり，自己の連続性を育てることが困難で，刹那的に行動が変化し，他者からみると予測がつかない状態になっていた。また，愛着形成ができていないため，共感性が育たず，自己の感情と他者の感情を把握することが困難であった。

愛着形成に問題のある子どもは，初対面の相手でも無差別に愛着を求めてくる割には，1対1の関係を築くことが困難であり，行動が突然変化し，攻撃的な行動がみられることが多いため，養育者にとっては育てにくさが強くなる。そのためにさらに養育が不適切になりがちであり，悪循環を生じる（**表1**）。したがって，早期に介入することが必要である。

また，A君の場合には，家庭における混沌とした生活を離れ，病院という比較的守られた環境で生活し，規則正しい日課が与えられたことにより，認知能力の改善は認められたものの，本来の愛着形成を取り戻すことは病院という環境では困難であった。できるだけ早期に1対1のよい関係性を育てられる環境が求められている。そのための専門里親制度（**別**

表1 ● 虐待による発達への影響と精神症状

	ネグレクト	身体的虐待	性的虐待	心理的虐待
発達への影響	・愛着関係の欠如・歪み ・基本的信頼の低下 ・受容されている感覚の低下 ・万能感の低下 ・発達刺激の低下 ・行動抑制のための内的構造の欠如・歪み	・外傷体験 ・信頼感の低下 ・罪悪感による自尊感情の低下 ・愛情と暴力の混同 ・暴力による解決方法の学習	・外傷体験 ・愛情と性の混同 ・受容できない現実 ・秘密を守る負担 ・「汚い」という自己認識 ・他者との距離感の障がい ・身体への過度の関心	・自己否定 ・外傷体験 ・信頼感の欠乏 ・善悪の混乱
精神症状	・精神活動の低下 　精神発達の遅れ 　感情の極端な抑圧 　抑うつ ・自己感の発達の障害 　身体感（リズム・食欲など）の障がい 　自己境界感覚の障がい 　自己の連続性の障がい 　自己の主体性の障がい 　自尊感情の障がい 　偽成熟 　自己刺激行動 ・自己調整能力の障がい 　易興奮性 　極端な頑固さ 　多動 　衝動性 　暴力 　自傷行為 ・刺激防御能力の障がい 　自己治癒能力の低下 　易刺激性 ・満足感の障がい 　過食，早食い，隠れ食い，盗み，万引きなど ・他者関係能力の障がい 　無差別的愛着 　希求と回避の混在 　共感性の低下	・外傷への反応症状 　【記憶の問題】 　記憶の進入，記憶の抑圧など 　【生理的防衛】 　睡眠障がい，過度の警戒，易刺激性など 　【心理的防衛】 　精神活動の低下，抑圧，孤立化，解離，二分化など ・虐待者への同一化 　自傷行為 　自殺願望 　幻聴 ・自己調整能力の低下 　易興奮性 　多動 　衝動性 　暴力 　自傷行為 ・抑うつ感情 　楽しむ能力の低下 　学習能力の低下 ・無力感 ・行為の障がい 　弱いものへの暴力 　反社会的行為	・外傷への反応症状 　（「身体的虐待」参照） ・抑うつ感情 　（「身体的虐待」参照） ・自尊感情の低下 　汚いと思う 　無力と思う ・解離 　現実と非現実の混同 ・ファンタジー傾向 　白昼夢，虚言 ・身体化障がい ・性行動の障がい 　性化行動 　性的誘惑 　性的関係への過度の不安 　異性への希求と回避	・自尊感情の障がい 　抑うつ 　自己破壊行動 　学習の問題 ・その他，自己感の発達の障がい 　（「ネグレクト」参照） ・他者関係能力の障がい 　孤立傾向 　他者への希求と回避 ・外傷への反応症状 　（「身体的虐待」参照） ・自己調整能力の障がい 　（「ネグレクト」参照）

掲）も創設されたが，里親希望者が少ないばかりでなく，不適切な養育を受けて育てにくくなっている子どもの養育に対する支援の制度が不十分であり，今後の対応が必要である。さらに，不適切な養育に至ってしまった親への支援や治療を行い，親子関係を改善する支援が求められている。A君の母親は自分自身が不適切な養育を受けてきたために，養育行動が安定せず，内縁の夫の気を引くためのA君への暴力やA君の前での自殺未遂など，A

里親制度と専門里親制度

平成14年10月から里親制度が厚生労働省令として生まれ変わりました。
これまでの里親制度は児童福祉法に規定されてはいましたが，認定基準や里親の養育についての基準はなく，厚生省通知に取り扱いが記載されるにとどまっていました。また，わが国における要保護児童の処遇は乳児院，児童養護施設での処遇が大きな割合を占めており，里親に委託されているのは要保護児童の6％にしかすぎませんでした。しかし，児童の発達においては，乳幼児期の愛着関係の形成がきわめて重要であり，できる限り家庭的な環境の中で養育されることが必要です。特に，虐待など家庭での養育に欠ける児童を，温かい愛情と正しい理解を持った家庭の中で養育する里親制度はきわめて有意義な制度です。そこで今般，里親制度の推進を図るため，厚生労働省令として制定され，里親制度が大幅に改善されました。
今回定められた「里親の認定等に関する省令」では，里親の種類が「養育里親」「短期里親」「専門里親」「親族里親」の4つに区分され，各里親の定義・要件等が明文化されました。今回，新たに設けられた「専門里親」とは，児童虐待等の行為により心身に有害な影響を受けた児童を養育するため，一定の研修を経て認定を受けた里親と定義されています。

君を身近に置くことはA君のトラウマを増加させる結果となっていた。
このような親に対しては，子どもを分離するなどして，親子の距離を置くことが必要である。しかし，距離を置いても親子であることは変わらない。定期的な接触によって，たとえ同居していなくても，よい親子関係を築く必要があり，専門家はそれを支援する必要がある。

■Point

不適切な養育を受けた子どもの愛着の問題やトラウマの問題に関しては，以下のような対応が必要である。
①安心できる環境を与えることが必要である。
②愛着の問題やトラウマによって生じた心理的問題への治療を行うことが必要である。
③不適切な養育を受けた子どもは育てにくさが生じ，それがさらなる養育の問題となり，悪循環が生じる。悪循環を断ち切るための介入が必要である。
分離するかどうかにかかわらず，親および親子関係への支援が必要である。

●文　献

1）奥山眞紀子：トラウマティック・ストレス 3：3, 2005.
2）奥山眞紀子：子どもの精神障害. 河合 洋, 他編, 日本評論社, 東京, 2002, p207.
3）奥山眞紀子：精神科治療学 20 (増刊号)：294, 2005.

CASE 06

災害・事故などのトラウマ体験

北山真次

症例紹介 ◇◇◇◇◇◇◇◇◇◇◇◇◇◇◇◇◇◇◇◇◇◇◇◇◇◇◇◇◇◇◇◇◇◇◇

▶▶▶受診までの経緯

【6歳の女の子，Aちゃん】

Aちゃんは夜尿を主訴に来院した。2週間前に自宅にて強い地震に遭遇し，今は祖父母宅で過ごしているとのこと。家族は父・母・本児の3人。

地震は未明に起こったため，地震発生時，家族は3人とも自宅におり，Aちゃんは母親とともに寝ていたという。家財が散乱し，本棚が倒れるなどしたため，Aちゃんはかすり傷程度の外傷を負ったものの，自宅には大きな損傷はなかった。しかし，近隣の家屋には倒壊・焼失したものもあり，電気・ガス・水道などのライフラインは途絶し，また余震もみられたため，2日間は最寄りの災害時避難場所である小学校の体育館で過ごした。その後，少し離れた市にある母親の実家に家族でしばらくの間移り住むことにしたが，父親は通勤での交通の便が悪いこともあり，ほとんど会社の寮に寝泊まりしていた。

Aちゃんは祖父母宅に移ってから，夜に寝るときにパジャマに着替えるのを嫌がり，また暗い所にいるのを怖がるため，1日中電灯をつけたままで過ごしていた。小さな物音にもドキッとするような反応がみられ，家の前の道路をトラックが通ると少し家が揺れるため，そのたびに母親に抱きついてくるというような行動がみられた。

母親が家財整理のためいったん自宅に戻る際には，Aちゃんは母親と離れるのを嫌がったが，自宅がまだ片づいていないので危険であることを説明すると一応納得し，祖父母とともに遊んだりして過ごしていた。Aちゃんはブロック遊びが好きで，ブロックで家を作ったりして遊んでいたが，遊び終わる際にはきれいに作ったブロックの家を「地震だー」と言いながらバラバラにして片づけていた。

▶▶▶受診時

Aちゃんはもともと時に夜尿がみられたのであるが，この2週間に10日間夜尿がみられたため，心配した祖父母に促され，母親とともに小児科を受診した。検尿では比重を含め特に異常はみられなかった。祖父母はAちゃんの実家での様子についてとても心配していたが，そのような行動は災害などの恐ろしい体験をした後には通常よくみられるもので，一時的なものである可能性が高く，1カ月ぐらいしてしだいに軽くなっていけば問題はないことを説明し，夜尿についても特に投薬は行わなかった。

▶▶▶経　過

　地震から3週間が経過した頃，ライフラインも復旧し，通っていた幼稚園も再開されることになったため，Aちゃんらは自宅に戻って暮らすことにした．その頃には，まだやや母親の後追いは目立つものの，夜にはパジャマに着替えるようになっていた．地震から1カ月を経て，夜尿もほぼおさまり，元気に通園しており，他の園児たちとブランコで"地震ごっこ"をして楽しんでいるとのことである．

解　説

　子どもは，心理的ストレスが身体症状や行動の変化として表れることが多い．年齢・発達により反応は異なり，乳幼児では災害や事故の意味合いがわからず，不安が強くなり，退行（赤ちゃん返り）や分離不安の症状が目立ち，学齢以上でははっきりとした身体症状や精神症状も認められるようになる（**表1**）．
　恐ろしい体験をした後には，交感神経の亢進からくる睡眠障がいや小さな物音に驚くなどの過覚醒の症状も生じやすい．また，死の概念のあいまいさや状況判断の稚拙さから，身近な死を自分の責任と考えることもあり，時には災害・事故の状況をわかりやすく説明することも必要になる．
　これらの反応は，通常は最初の数週間で軽快するが，発達障がいがあったり，もともと精神的に不安定であった場合などには，心理的ストレスの影響を受けやすく，それが強く長期間続くこともあり，普段から子どもの精神保健の充実を図ることが大切である．
　トラウマ体験後の対応の原則を**表2**に示す．子どもがこれまでと違った行動をしても異常なこととはとらえず，むしろ当たり前の反応であるということを，まず周りの大人に理解してもらうことが重要である．子どもは不安感を遊びの中で表現したり，絵に描いたり，話をしたりすることで整理していく．そのときに周りの大人がしっかりと子どもを受け入れることで，トラウマ体験は過去のものとなっていく．

表1 ● 災害・事故などのトラウマ体験後にみられる反応

1. 感情が麻痺したようになる
2. 食欲がなく，何もする気が起こらなくなる
3. 感情的に高揚する
4. 災害や事故に関連するものを避けようとする
5. 遊びや悪夢などで災害・事故時の体験を思い起こし不安になる
6. 不眠・夜泣き・怯え・落ちつかない・イライラする・小さな物音に驚くなど過度に覚醒する
7. 甘えがひどくなったり，遺尿などの退行（赤ちゃん返り）をするようになる
8. 後追いなどの分離不安を示す

（文献1より一部改変）

表2 ● トラウマ体験後の対応の原則

1. 親に安心感を与える
2. 子どもが表現しやすい状況を整える
3. 子どもの身体症状を認める
4. 子どもの退行・分離不安を受け入れる
5. 子どもに安全感を与える
6. 家族全体を支援する

（文献2より一部改変）

乳幼児の場合には，周りの大人にできるだけ一緒にいるように促して，子どもが安心して表現できる場を多くし，無理に表現させるのではなく，表現しやすい状況を整えることが必要である。身体症状は不安感や自責感から自分を守るための反応であり，退行や分離不安は子どもが基本的信頼を確認するためにとった反応なのである。身体症状を認め，退行や分離不安を十分に受け入れることが重要となる。むやみに励ますことは逆効果である。また，恐ろしい体験をした後には時間の概念があいまいとなりやすいため，「恐ろしい体験は過去のものであり，今は安全である」ということを十分に確認させることも大切である。親自身も被災者・被害者である場合も多く，親の苦労をねぎらい，家族全体を支えることが子どもの安定につながる。子どもの前では親を責めないような配慮も大切である。

■Point

災害・事故などのトラウマ体験の後に，その体験を思い出して恐ろしくなったり，そのような状況を避けようとしたり，反応が乏しくなったり，緊張が強くなるということは，子どもにとっても当然のことである。しかしながら，それらが強すぎたり，長引きすぎたりして，日常生活の支障となる状態にまでひどくなると支援が必要であり，"心的外傷後ストレス障がい（post-traumatic stress disorder：PTSD）"ということになる。米国精神医学会の診断基準であるDSM-Ⅳでは，

①悪夢・フラッシュバックなどトラウマの持続的な再体験
②トラウマを連想させる状況からの持続的な回避と無感情など反応性の鈍麻
③不眠・易刺激性・集中困難・過度の警戒などの覚醒の亢進

の3つのすべての症状が1カ月以上持続し，臨床的に著しい苦痛または社会的・職業的に機能の障がいを引き起こしていることが条件になっている[3]。

子どもの場合は，①についてはそのトラウマに関する遊びに没頭する・そのトラウマに関する話ばかりするなど，②についてはそのトラウマに関することを聞くのを嫌がる・友だちと遊ばなくなるなど，③についてはけんかばかりする・小さな物音にも驚くなどの行動の変化として認められる。

このような状態になるのはトラウマの種類・程度により様々で，男性より女性に起こりやすいと言われているが，年少児での性差は明確ではない。トラウマの種類としては，単回のものより反復性のもの，持続時間のより長いもののほうが影響は大きいと言われている。

どのような体験であればトラウマとなるかについては個人差が大きく，子どもの場合は大人の目からみるとそれほどでもないことがトラウマとして心に残る場合があるため注意が必要である。また逆に生命の危険を伴う恐ろしい状況に遭遇しても，その後の保護的な環境の中で安全感が得られていたならば，その体験はトラウマとして子どもの心に残らないであろう。

● 文　献
1) 北山真次：子どもの心身症ガイドブック. 小林陽之助 編, 中央法規出版, 東京, 2004, p 209.
2) 北山真次：小児科外来診療のコツと落とし穴(2) メンタルヘルスケア. 星加明德 編, 柳澤正義 監修, 中山書店, 東京, 2004, p 143.
3) American Phychiatric Association : *Diagnostic and Statistical Manual of Mental Disorders: Text Revision*. 4 th ed, American Phychiatric Association, Washington D.C., 2000.
4) Drotar D, *et al* : *Pediatrics* 56 : 710, 1975.

悲嘆（グリーフ）

災害・事故などで喪失体験をした人に起こってくる心理的反応の1つとして"悲嘆"がある。悲嘆は狭義には「家族や愛する人との死別に対する深い悲しみ」であるが，広義には「喪失に対する悲しみ」という意味で使われる。愛着の対象を失った心理的な苦痛に対処しながら，新たな現実に対応し，新たな愛着関係をつくっていく悲嘆の過程は"喪の過程"とも呼ばれている。この悲嘆の時間的な推移を示すものとしては，Drotarら(1975)の先天奇形を持った新生児が産まれたときの親の適応過程を表した図（図1）がわかりやすい。このような考え方は実はいろいろな物事の受容についても当てはまることであり，「今，どの段階であるか」を把握することにより，よりよい対応ができるようになる。

「ショック」の段階は，不安・パニック・無気力の状態で，理解や判断が難しくなっており，わかりやすく説明し，安心感が得られるように心がける。「否認」の段階は，現実認識を避けることで自己を防衛し，エネルギーを貯めている状態ととらえられ，そばに寄り添うような対応が適切である。「悲しみと怒り」の段階は，現実を吟味・受容していく時期であり，揺らぎが大きくなり，時には他者との関係性にまで影響を及ぼすことがあるが，このときには揺らがない態度で接することが重要となる。「適応」「再起」の段階は，危機的状況に建設的に対処しようとする時期であり，いろいろな支援システムなどを紹介する。

悲嘆の過程は4～6週である程度は進行すると言われているが，進行のペースは様々であり，苦痛や自責感，孤独感が強くなり過ぎると複雑化・遷延化するため，注意が必要である。子どもの場合には，悲しむことができる守られた環境を提供することが大切で，子どもからの質問にはごまかさず，わかりやすく率直に答えていくのがよいであろう。

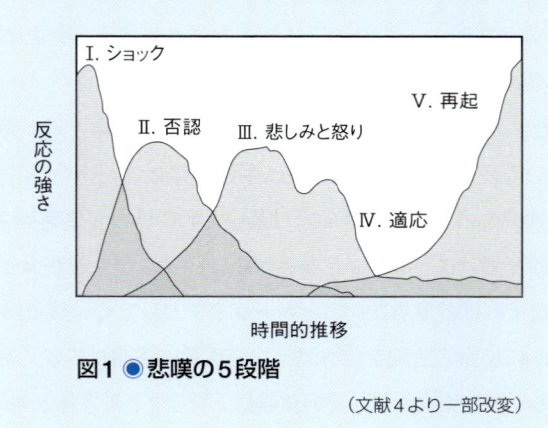

図1 ● 悲嘆の5段階

（文献4より一部改変）

CASE 07

目をパチパチさせたり，声を出したりする
──チック障がい

星加明德，中村美影

症例紹介

▶▶▶ 現病歴

【9歳の男の子，A君】

A君は日中のほとんどの時間で，目をパチパチさせる，顔を歪める，手をくねらせる，躯幹をくねらせたりのけぞったりする，飛び上がる，床を触るなどの奇妙な癖がみられるため受診した。

A君の癖は，5歳のときに強くまばたきをすることから始まった。6歳頃に首を頷くように動かす癖がみられ，7歳では肩を回す，手をピクッと動かす，あるいは手を奇妙にくねらせる癖が出てきたため，近医を受診した。

そのときは，これはお母さんの育て方が原因で，子どもの生活に干渉し過ぎるためにストレスがたまってチックが出てきたのだから，子どもに干渉しすぎないように，という指導を受けた。

その後，母親は干渉しないように心がけ自由にさせていたがチックはよくならず，8歳頃には咳払いが加わった。9歳になって2～3カ月の間にチックは急激に増強し，躯幹をくねらせたりのけぞったりする大きな動きが加わり，イスに座っていて飛び上がる，歩きながら床を触るなどの複雑で大きな動きもみられるようになった。声も咳払いから「アッ，アッ」という叫び声に変わった。さらに，突然「バカ」「死ね」「くそババア」などの言葉も出るようになった。

学校では，友だちが言う「バカ」「死ね」などの言葉を聞き，自分に言われたと思って，けんかになることもあった。また音楽の授業でピアニカを吹くときに手や指が動いてしまい，上手に吹けないこともあった。家庭でも，食事中に体や手が動いてスープをこぼしてしまうことや，宿題をしようとして手が動いて字が書けなくなるなど，日常生活に支障をきたすようになった。また口を大きく開ける癖もあり，口角の亀裂や出血がみられた。

加えて，以前から机の上のノートや筆箱をまっすぐに置かないと気がすまないということがあり，家に帰ったときに手をしつこく洗っていた時期もあった。日常生活に困るほどではなかったが，これらの強迫的な傾向も少しみられていたようである。

9歳になってチックが急に増強したとき，子どもっぽくなり母親に甘えて膝に乗ってきたり，またイライラすることも目立っていた。母親の話では，行動が4～5歳に戻った感じがしたという。

母親への病歴聴取では，運動や言葉の発達に問題はなかったが，小学1年生の初め，授業中に席を立って歩いてしまうことがあった．1学期後半には離席はなくなり，イスに座ってはいられたが，モゾモゾ動いて落ちつきがなかった．また，忘れ物が多く，勉強するときも集中時間が短かったという．

母親は，2年前「お母さんの育て方が原因でストレスがたまってチックが出てきた」と言われたことが，とてもショックだった．自分のせいでこの子をこんなひどいチックにしてしまったと，ずっと思い悩んでいたという．

▶▶▶診　断

A君の経過からは，複数の運動性チックと音声チックがあり，1年以上持続していることから，トゥレット障がいと考えた．また小学校低学年では，治療を必要とするほどではなかったが，注意欠陥／多動性障がいの症状も軽度ながらあったと思われ，強迫性障がいとはいえないまでも，強迫的な行動もみられていた．

母親には，生まれつきのチックを出しやすい脳の仕組みから起こっていることで，お母さんの育て方の問題ではないこと，10歳前後が一番強くなり，その後減じてきて，15歳くらいでは消失するか，残っていても咳払いやまばたきなど，あまり目立たないチックだけになること，チックは自分の意志では抑制できない不随意運動なので，チックをやめなさいとは言わないことなどを説明した．

A君の場合，日常生活に支障をきたすような状態が続いていたため，服薬が必要と考えてハロペリドール（セレネース®）を0.25mg，夕食後に服用するようにしてもらった．服薬後，3日目くらいにチックは著明に減少し，「バカ」「死ね」という言葉は出なくなり，躯幹や四肢の大きなチックも著減した．また服用を開始して4〜5日の間，A君は少し眠い感じがすると言っていたが，その後眠気は消失した．

▶▶▶経　過

1カ月以後，家庭ではチックはある程度みられるが，学校ではあまり出なくなったため，服薬を中止した．その後2カ月ほどはチックは減少したままであったが，3カ月目にまた躯幹と上肢の動きが強くなったため，再度2週間ほどハロペリドールを服用した．その後3年ほどの間にチックはさらに軽減し，13歳のときには軽い咳払いとまばたきだけが残っていた．

解　説

▶▶▶チック障がいの分類

チックとは，米国精神医学会が提示したDSM-Ⅳ-TRでは，突発的，急速，反復性，非律動性，常同的な運動あるいは発声と記載されている[1]．またチック障がいは18歳未満で発症し4週間以上チックが続くものであり，その中で12カ月以上多彩な運動性チック，および1つまたはそれ以上の音声チックが持続するものはトゥレット障がいに分類される．

A君の場合，5歳で発症し4年間持続し，多彩な運動性チックと音声チックがみられていたため，トゥレット障がいと診断した。

▶▶▶▶トゥレット障がいの病態生理

トゥレット障がいとその関連障がい（慢性運動性または音声チック障がい，注意欠陥／多動性障がい，ある型の強迫性障がい）の多くは，同一家系内で出現頻度が高く，また1人が複数の障がいを持つことがあり，これらの発現には遺伝素因が関係していると考えられているが，遺伝形式は不明である。この遺伝的特性のため，子どもがトゥレット障がいの場合，母親は不安が強く強迫的傾向があり，子どもに対して過干渉になりやすい。つまり，この過干渉な母親とトゥレット障がいの子どもという組み合わせから，以前は育て方が原因で子どもがトゥレット障がいになったと解釈されていた。

遺伝に関しては，責任遺伝子の1つは18番染色体長腕18q22.1にマッピングされている可能性があるとされている。

またチック障がいは，一過性チック障がいからトゥレット障がいまで臨床的に連続性があること，同一家系内に各型のチックが存在することなどから，病因や病態は共通であり，基本的には1疾患であると考えられている。

病態生理からみると，チック発現にはドパミンD_2受容体の過感受性が関与し，障がい部位としては，運動性チックは大脳基底核とそれに関連する前頭葉および辺縁系が，音声チックは帯状回や傍中脳水道灰白質の関与が示唆されている。また，5歳頃に始まり10歳前後が最も強くみられ，15歳頃に軽減するという年齢依存性の経過は黒質線条体の関与が疑われている。

トゥレット障がいの経過中には，大脳辺縁系を刺激するような出来事，たとえば楽しい興奮や不快なストレスがチックの増強と関係することがある。

▶▶▶▶チックの種類

チックの種類は運動性チックと音声チックにわけられる。子どもにみられやすいチックを**表1**に示した。

Ⅰ．運動性チック

運動性チックの出現部位については，顔面，頸部，肩，上肢，躯幹，下肢の6部位にわけて考えると，重症度や受診後の経過を予測しやすい。

運動性チックは顔面から末梢に向かうほど発現の閾値が高く，末梢のチックがあるもののほうが重症と考えられる。

Ⅱ．音声チック

音声チックは，鼻すすりや咳払いから奇声，反響言語や反復言語，汚言の順で重症になる。

A君の場合は，運動性チックはほぼ全身にみられ，音声チックは汚言まで認められていた。また日常生活に支障をきたしており，学童期にチックを主訴に受診する子どもの中では重症のトゥレット障がいであった。

表1 ● チックの種類と出現部位

Ⅰ．運動性チック	顔面：まばたき，眼球を上転・偏位・回転させる，顔全体を歪める，鼻孔を開く，鼻をピクピクさせる，口を歪める，口を大きく開く，舌で口唇を舐める 頸部：頭を振る（前後・左右・回転） 肩　：肩をビクッとさせる，肩を上げる，肩を回す 上肢：上肢をビクッとさせる，上肢をくねらせる，前腕の回外・回内，指をくねり曲げる，テーブルを触る，母親をたたく 躯幹：躯幹をそらす，ねじる，くねらせる，ビクッとさせる 下肢：蹴飛ばす，強直させる，スキップ，急に膝を曲げる，後ろに下がる 全身：強直させる
Ⅱ．音声チック	鼻をすする 咳払い 奇声：「アッ」「ヒャッ」「バッ」などの大声，意味のない単語，反響言語，反復言語 汚言：バカ，死ね，くそババア，性的な言葉

▶▶▶▶トゥレット障がいの年齢依存的特徴

小児科を受診する子どものチック[2,3]は，まばたきや頭を振るなど，3〜6歳で顔面や頸部の動きで発症し，1〜2種のチックのままで1年以内に自然に消失するものが95％以上を占めると推定される。つまり発症後1〜2カ月で受診したチックの子どもでは，ほとんどが何もしなくても2〜3カ月から数カ月で消失する一過性チック障がいの経過をとる。

トゥレット障がいの経過をとるものの中で，運動性チックが全身にみられ，音声チックで汚言まで認めるものでは，一過性チック障がいと同様の年齢で，顔面，頸部の運動性チックで発症する。学童期に運動性チックの種類が増加し，出現部位も上肢，躯幹，下肢と末梢に広がり，7〜8歳以降で音声チックが加わる。多くは咳払いから始まり，一部は単純な音声，複雑な音声，汚言へと進展し，9〜10歳前後が運動性，音声チックともに最も著明となる。

A君の場合もみられたが，経過中急激にチックが増強するときには退行現象がみられることがあり，何か免疫学的な変化が疑われるが，その機序はよくわかっていない。

その後，運動性チックは末梢から，音声チックは汚言から消失していき，顔面や頸部のチックのみとなる。そして，12〜15歳で消失するか，あるいは残存していてもまばたきや口の動き，咳払いなど目立たないものだけとなり，学校や外出時には緊張のためか消失することが多い。

このような臨床経過の特徴があるため，発症年齢，発症から受診までにみられた運動性チックの出現部位や音声チックの種類，現在の年齢などから，受診後の経過をある程度推測できる。

A君の場合も受診時9歳の頃が一番強くチックが出現しており，その後は軽減していった。

▶▶▶併存症

トゥレット障がいでは注意欠陥/多動性障がいと強迫性障がいの併存が多いといわれている。また，広汎性発達障がいとの併存も記載されている。

当科を受診したトゥレット障がい小児では，注意欠陥/多動性障がい診断基準の行動特徴の項目を満たす者は約20％であるが，DSM-Ⅳ-TRの診断基準を満たす，つまり学校や家庭での生活で支障がある者は4％であり，一般小児人口の中での頻度と大きな差はなかった。また強迫性障がいの併存は，学童期での受診の多い当科の症例では認めなかった。A君の場合も，小学校低学年では多動や不注意がみられたが，服薬を必要とするほどではなかった。

▶▶▶対応と治療

チックが日常生活に支障をきたすほどでなければ，母親にトゥレット障がいの発現機序や自然経過を説明し，不安の強い母親を心理的に支えながら経過をみていく。

薬剤の服用は，日常生活に支障がある場合に行う。日常生活上の障がいの実例を**表2**に示した。A君の場合もそのために服薬を開始した。我々の経験では服薬を必要としたのは約半数の症例で，ハロペリドール，ピモジド（オーラップ®），クロナゼパム（リボトール®，ランドゼン®），リスペリドン（リスパダール®），L-ドーパ（ドパストン®，ドパゾール®，

表2 ● チックに起因する日常生活の障がい

Ⅰ．運動性チック
1．口のチック（舌，下顎，頬部） 　1）頬粘膜をかみ切って潰瘍を形成して感染を起こす 　2）舌を歯にこすりつけるチックのため舌に潰瘍を形成する 　3）下口唇内側を歯にこすりつけるため潰瘍を形成する 　4）口を大きく開けるチックのため口角の亀裂や出血を起こす
2．頸部のチック 　1）頭を振るチックのため頭痛が起こる
3．上肢のチック 　1）食事中手が動いて食べ物をこぼす 　2）上肢を振るチックのため鉛筆が持てない，字が書けない 　3）手をくねらせるチックのためピアニカが吹けない 　4）肘を側胸部にこすりつけるチックのため皮膚の発赤と疼痛を伴う
4．下肢のチック 　1）飛び上がるチックを中断できずベッドに入れない 　2）学校に遅刻する 　3）下肢をくねらせるチックのため歩けない，転倒する
5．全身の強直あるいはミオクローヌス様のチック 　1）持っている物を落とす 　2）食事をこぼす
Ⅱ．音声チック
1．アッ，アッという奇声がうるさいと言われる 2．リコーダーが吹けない 3．汚言が出ることを心配して学校に行けない

ドパール®）などを，チックを日常生活で支障がない程度に軽減することを目的として短期間使用した。服用期間は多くの場合6カ月以下であった。

ただ，これらの薬剤はいずれもトゥレット障がいに対して保険適用はないので，そのことを家族に説明しておく必要がある。

■Point

A君の場合，小児科を受診するトゥレット障がいとしては重症であったが，ほぼ平均的な経過で軽減した。対応は母親への心理的支持が主体であり，学校や家庭での日常生活に支障をきたすときには，薬剤の使用を考えていくことになる。

●文　献

1) DSM-Ⅳ-TR 精神疾患の診断・統計マニュアル（高橋三郎，他訳）．医学書院，東京，2003, p118.
2) 星加明徳，他：よくわかる子どもの心身症．星加明徳，他編，永井書店，大阪，2003, p202.
3) 星加明徳：小児科外来診療のコツと落とし穴（2）メンタルヘルスケア．星加明徳 編，柳澤正義 監修，中山書店，東京，2004, p58.

CASE 08
授業中に座っていない・衝動的──ADHD

宮島 祐，石田 悠，星加明德

症例紹介

▶▶▶現病歴

【小学校2年生（7歳）の男の子，A君】

A君は学校で「落ちつきのなさ，乱暴な行動」が問題となって，学校からの紹介で来院した。

正期産，自然分娩，2800gで出生。乳幼児期の精神運動発達は正常。家族は，幼児期に家族内の問題があり両親別居，小学校入学前に離婚。現在は母親と2人で生活。母親は小児期に実父に虐待され，かつ庇ってくれなかった母親のことを拒絶。現在，実家とも疎遠となっている。

受診時の神経学的所見に異常は認めなかったが，左耳に皮下出血があり，尋ねたところ，受診前日に家庭内でのA君の行動に我慢ができなくなった母親が物を投げて当たったとのことであった。幼稚園の頃から落ちつきがなく，友達を突き飛ばしたり，たたいたりすることがあった。学校では機嫌のよいときは比較的座っていられるが，周囲の子どもに話しかけたり，しだいにエスカレートして小突きあったりしているうちにたたいたり，物を投げたりすることが多かった。授業中もしばしば離席し，担任が制止しても教室から出て歩き回ることがあった。また休み時間など，遊んでいるうちに友達を突き飛ばして怪我をさせることも何度かあり，そのたびに母親は学校へ呼び出され，謝ったりすることで母親も疲弊していた。

▶▶▶外来時

外来でも回転椅子にじっと座っていることは不可能で，絶えずぐるぐる回り，離席し，そのたびに母親はイライラと声を張り上げて子どもに注意するため，スタッフがA君を隣室に連れて行き，絵を描いたり，備え付けの玩具で遊んだところ，スタッフにまとわりついて遊んでいた。診察中施行した絵画テストでは，こちらの指示には従わず，自分の名前と学校の名前はひらがなで書いたが，大小不同で行からはみ出していた。

外来で，約1時間かけて母親に記入してもらった質問用紙（チェックリスト）は表1のような結果であった。

採血検査は嫌がらず受け，末梢血液，生化学などで異常は認めなかった。後日実施した睡眠から覚醒に至る脳波検査，頭部MRI検査でも異常を認めず，WISC-ⅢはFIQ 84，VIQ 101，PIQ 68であった。検査中は鉛筆を持って書く課題はかたくなに拒否し，ときど

表1 ● チェックリスト結果

- ▶ ADHD-RSJ（表；一部改訂）
  不注意：1点×1＋2点×5＋3点×4＝23点
  多動・衝動：1点×1＋2点×3＋3点×4＝19点 ➡ 42点
  ※母親の評価と学校の担任の評価はほぼ同様であることを確認した。
- ▶ PDD-CL（異常行動歴CL）
  乳児期5/12，幼児期2/12，学童期33/65 ➡ 言語理解，場面適応障がいなど
- ▶ CBCL ➡ 内向＜外向
  「攻撃性」が際立って高い得点であった。
- ▶ アスペルガー症候群（DSM-Ⅳ）➡ 該当項目は少ない。

診断：ADHD混合型（＋LD，不適切な養育環境）

き離席し，室内を歩き回ることがしばしばあり，回答しては「あってる？」と正解にこだわる傾向が認められた。

▶▶▶ 診 断

A君は注意欠陥/多動性障がい（attention-deficit/hyperactivity disorder；ADHD）の混合型と診断したが，その背景に幼児期からの不適切（不安定）な養育環境の関与も否定できなかった。母親の疲弊感も強いことから，母親の同意を得た上で，児童相談所の介入を並行して行い，小学校では同時期から巡回指導員（発達心理専門心理士）の介入が行われ，互いに連携をとる体制を整えた。

▶▶▶ 治 療

A君に対する治療は，これら環境調整の上，メチルフェニデート（リタリン®）が保険適用でないこと[1]，ADHDに対する有効性，副作用を説明し，母親の承諾を得た上で初診の約2カ月後から，5mg/朝1回投与を開始した。担任とも連携をとりつつ経過を観察。5mgでは効果は乏しかったが，2週後から7.5mg/朝1回投与にて，午前中の落ちつきが目立って認められるようになった。しかし給食時の食欲が顕著に低下し，午後になると興奮がみられるようになったため，朝5mg（2分の1錠），昼2.5mg（4分の1錠）としたところ，学校生活は安定した。

解 説

▶▶▶ 「落ちつきのない子ども」の鑑別，収集すべき情報

（1）家族構成，家庭環境[2]

「軽度」発達障がいの子どもを診察すると，離婚など家族内の混乱状態が存在していることが多い。これはADHDを含め，これら近縁疾患において遺伝的関与，すなわち両親も良好な対人関係を構築できないことに少なからず関与していることがうかがわれる。また問題行動を示す児に対し，適切な対応をとることは，このような家族の場合は困難が予想される。

A君の家庭も幼児期早期から両親が別居，そして離婚，さらには母方実家と疎遠など，母子2人が孤立する傾向にあった。学校などで度重なる問題に対応する際の相談相手もいない状態であった母親にとって，心の余裕がなくなってきている危険性は，診察室でのA君の行動に苛立ちをみせた点からも強く感じられた。

ADHDの治療の第一歩が「環境調整」であることは重要である。本事例では，母親も小児期に被虐待児であった既往から，母親自身が冷静に子育てできない自分を理解しており，児童相談所に支援を仰いでいた。また，この地域では巡回指導員が発達心理専門家で，介入が始まったことで環境は少しずつ改善傾向に向かっている。

(2) 生育歴

DSMのADHD診断基準でも「7歳以前から症状が始まっていること」「2箇所以上の状況で問題症状が現れること」が重要となっている。これらを注意深く聴取することは必須である。A君も幼稚園時代から症状が認められ，家庭，学校さらには診察室でもADHDの基本症状を同様に認めた。

(3) 鑑別診断，特に身体疾患の鑑別は重要である

① 気質：多動であるが異常でない

② 発達障がい：ADHD，自閉症，知的障がい，チック

③ 身体疾患：アトピー性皮膚炎，聴覚障がい，甲状腺機能亢進症

④ 薬物：フェノバルビタール，喘息薬

⑤ 神経疾患：てんかん，脳症，脳変性疾患，脳腫瘍

⑥ 精神疾患：不安障がい，気分障がい，強迫性障がい

⑦ その他：反抗挑戦性障がい，行為障がい，虐待など

これら疾患の鑑別を行う上でも，初診時に身体診察は丁寧に，かつ脳波，頭部画像診断（CTやMRI）は可能な限り早期に行い，身体疾患を見落とさないことが重要である。経過中に退行など，症状が進行してる場合も常に見直し，鑑別することを忘れてはならない。またADHDの状態像は，虐待を受けた子どもの症状と類似していることを理解する必要がある。ADHDの子どもは，行動の問題や不安，抑うつを示し，学校や家庭での適応が困難であり，また複雑な家庭環境や不適切な養育状況で育っている場合が少なくない。

▶▶▶治療を進める上で，留意しておくこと

中枢刺激薬は60年にわたって用いられており，優れた安全性の実績があり，それによる薬物療法が不注意，衝動性，多動などの中心的な症状の改善に有効であることは実証されている。さらに，不服従行動，衝動的攻撃，友人や家族との社会的関係，学習の生産性や正確さなどの改善も認められる。70〜80％の小児が適切に処方された中枢刺激薬に好ましい反応を示し，ADHDの主要症状の満足のいく軽減が得られる。欧米ではメチルフェニデートが小児のADHDで保険適用となり，その治療において重要と位置づけられている。本邦でも平成19年10月26日にメチルフェニデート徐放薬（コンサータ®18mg，

27 mg）が認可された．今後，治療者は厳正な適正使用が求められている薬剤である．
一方，ADHDの治療を受けたことのある子どもの保護者から聴取した医療ニーズ調査[3]では，医療機関への満足度について，満足39.0％，不満31.1％であった．**表2**に示すように，単に薬を処方するだけの診察では満足しないことを医療者は理解する必要がある．すなわち，診断から治療に至る経過の中で，親の思いや悩みを傾聴し，誤った情報に戸惑っていたり，不安を感じている保護者を支えることは，環境調整，養育支援の意味からもきわめて重要である．一方，子ども本人の破壊的行動のコントロールや，情緒の安定化，学習支援などを目的として，本人の理解できる言葉や視覚的情報を用いた伝達方法を活用し，ソーシャルスキルトレーニング（social skill training）や行動療法により，具体的にわかりやすく繰り返し行うことが必要である．保護者に対しても，子どもと同じような素因を有する可能性も含め，わかりやすく具体的な子育て，子どもとの関わり方を学び，会得するために，ペアレント・トレーニングなどが有用である．

▶▶▶メチルフェニデートを処方する場合

①医師は常に乱用の可能性を評価する視点を持っていなければならない．
②子ども自身や保護者による薬効の評価を過大視しない．
③薬物乱用の家族歴の有無などを確認し，家族機能を評価する．
④保護者や学校の教師に評価尺度の記入を依頼し，薬物療法の効果を評価することに注意を払う必要がある．

本邦で小児期のADHDに対して承認されたメチルフェニデート徐放薬（コンサータ®）の使用については，**表3**[4]の内容をよく理解することが重要である．

▶▶▶薬物治療のゴール

幼児期および学童期に適切な治療・援助を受けることで，多くの場合，良好な社会適応が可能になることは実証されている．行動・精神面の合併症を予防しながら，薬物療法などの治療を止めても，自分の行動の特徴を理解し，状況に応じた適切な行動をとれるようになることが，薬物療法を終了する目安となる．

■Point

落ちつきがない，乱暴な行動など問題が認められる子どもへの対応として，まず適切な養育環境かどうかの確認は重要である．さらに2箇所以上すなわち家庭と学校の状況を確認することが，適正な診断と治療の第一歩である．治療の最終目標はセルフエスティーム（自尊感情）を高めることであり，そのために心理社会的対応と薬物療法は車の両輪と位置づけられる．

表2 ● ADHDの治療を受けたことのある子どもの保護者から聴取した医療ニーズ

治療における不満な点	医療に期待すること
・治療が不十分（42.4％） ・短い診察時間（36.5％） ・薬を出すだけの診察（32.2％） ・学校への指導がない（31.4％） ・説明が不十分（20.0％）	・治療に関する十分な説明（70.0％） ・明確な診断告知（61.9％） ・ADHDに関する十分な説明（60.9％） ・保護者の話への傾聴（58.8％） ・経過に関する十分な説明（58.0％） ・薬物療法（23.3％） ・子どもへの告知ならびに説明（25.7％）

表3 ● メチルフェニデート徐放薬（コンサータ®）使用における留意点

1. 本剤の投与はADHDの診断・治療に精通し，薬物依存を含む本剤のリスク等についても十分に管理できる医師・医療機関・管理薬剤師のいる薬局のもとでのみ行われる（平成19年12月時点で；有識者からなる第三者委員会による検討で，リスト化された医師・医療機関・管理薬剤師のいる薬局に限定）。
2. 6歳未満には「原則」投与しない。
3. 用法・用量：通常，小児には塩酸メチルフェニデートとして18mgを初回用量，18〜45mgを維持用量として，1日1回朝経口投与する。増量が必要な場合は，1週間以上の間隔をあけて1日用量として9mgまたは18mgの増量を行う。ただし1日用量は54mgを超えないこと。
4. 初回用量：本剤投与前に他の塩酸メチルフェニデート製剤を服用している場合には，その用法・用量を考慮し，本剤の初回用量を18〜45mgの範囲で決定する。ただし，本剤もしくは他の塩酸メチルフェニデート製剤の服用を1カ月以上休薬した後に本剤を服用する場合は，18mgを初回用量とすること。

（文献4より引用）

● 文 献

1) 宮島　祐, 他：小児の精神と神経 42：75, 2002.
2) 杉山登志郎：子ども虐待という第四の発達障害. 学習研究社, 東京, 2007.
3) 宮本信也, 他：小児科における注意欠陥／多動性障害に対する診断治療ガイドライン作成に関する研究　平成17年度分担研究報告書, 2006, p37.
4) コンサータ錠適正使用ガイド（非売品）. 市川宏伸, 他監修, ヤンセンファーマ, 2007.
5) 小児科医のための注意欠陥／多動性障害の診断・治療ガイドライン. 宮島　祐, 他編, 中央法規出版, 東京, 2007.
6) 注意欠陥／多動性障害─AD/HD─の診断・治療ガイドライン改訂版. 齊藤万比古, 他編, じほう, 東京, 2006.

CASE 09

ひととうまく関われない
——高機能広汎性発達障がい

小林隆児

症例紹介 ◇◇◇◇◇◇◇◇◇◇◇◇◇◇◇◇◇◇◇◇◇◇◇◇◇◇◇◇◇◇◇◇◇◇◇

▶▶▶ **発達歴**

【4歳の男の子，A君】

ある保育士からA君について，以下のような相談を受けた。いつもどことなく落ちつかず，集団で活動しているときに1人で園庭に出て遊んだり，時折唐突に脈絡のないことを言ったり，衝動的に他児をたたいたりするということであった。

乳児期は特に気になることもなく，身体運動発達は良好で，始語も1歳少し前であった。しかし，1歳半頃，それまで発していたいくつかの単語を話さなくなった。数週間経つと再び話しはじめたが，いまだに少し舌足らずな感が否めない。2歳過ぎてから1人で勝手に行動することが増え，落ちつきもなくなった。3歳時，某子どもセンターで自閉的傾向を指摘されている。

生後1歳になった頃，A君は難病に罹り，治療のために1日のうち数時間安静を強いられるようになった。そのため，両親はA君をしっかり抱き続けることで，なんとか安静になるように努めていたが，時には物理的に身体を拘束せざるをえないこともあったという。

▶▶▶ **面接場面で**

さっそく，筆者らは母子と一緒に遊戯室で遊びながら面接を行った。そこで次のような印象的な場面に出会った。

最初に挨拶を交わした後，筆者は母親とともにA君の様子について話し合っていた。担当のスタッフはA君と自由に遊ぼうと相手をしていたが，A君は2人の話が気になって仕方がないのか，遊びに気が乗らない様子であった。母親は筆者との話に夢中になり，しだいに真剣な雰囲気を帯び始めたときであった。突然，A君は話し合っている2人のところに近づいて，ソファの上に置かれていた母親の手提げ鞄の中から素早く鍵束を取り出した。二人の話は中断し，彼のほうに皆の注意が注がれたが，彼はわざとらしく鍵束を持ったまま，走り始めた。

A君はことさら鍵束を振り回しては，母親から注意をしてもらいたい様子であった。母親が「ダメでしょ」と禁止の言葉を発して鍵束を取り上げると，それ以上には鍵束を取り返そうとはしなかった。しかし，しばらくして今度は鞄を取って走り出そうとした。

面接の終わり頃になって再び筆者と母親が話し合っていると，今度は突然母親に向かって

「うんち！」と言いながら部屋の外に出ようとした。それを聞いて母親は，「本当にうんちしたいのね」と疑いながら一緒にトイレに行ってみると，実際には排便したかったのではなかった。それがわかった母親は「嘘だったのね！」と叱るような口調で応答した。

▶▶▶ 新奇場面法

子ども同士の対人関係に何らかの問題が指摘されるケースを検討する際に，筆者らは最初に子どもと養育者の関係の特徴を把握することに努めている。それは，愛着パターンの評価の枠組みとして開発された新奇場面法[1]である。子どもにとって最も大切な人である養育者との分離と再会の場面で，子どもが養育者に対してどのような愛着行動をとるかを観察することによって，心細くなったときに子ども自身が，どのようにして自らの不安を解消しようとするかをみようとする心理実験的方法である。

日常の診療場面では，正式な手順を踏むことには制約があるので，筆者らは，養育者（母親）に診察中にトイレに行くなどの理由をつけて退室してもらい，数分後に戻ってもらうようにしている。分離不安を惹起する場面で子どもが養育者をどのように求めるか，さらには再会時に実際に養育者にどのように関わるかをみることによって，子どもと養育者の関係の実際を垣間みることができる[2]。

▶▶▶ 母子の関係の特徴

先の事例では，以下のような特徴が認められている。母親とスタッフがA君とともに過ごした後に，母親がA君に向かって「ちょっと出てくるね，すぐに戻ってくるからね」と言って部屋を出た。A君は少し戸惑った様子だったが，「うん」と一応頷いて遊びを続けた。

しかし，母親が部屋を出た途端に落ちつかなくなり，今やっていた遊びを放り出して歩き始め，そばに積んであったブロックに登ろうとした。しかし，ぎこちない歩みだったこともあって，つまずいてしまい，膝小僧を強く打ちつけてしまった。ソフトブロックではあったが，明らかに痛そうであった。足を引きずりながら打ちつけた箇所を手で触っているが，まったく痛そうな声を出すこともなく，スタッフに助けを求めることもなかった。その後も落ちつかず，何をしてもすぐに目移りして集中しない状態が続いた。

まもなく母親が入室した。すぐに母親の姿を目にして，一瞬うれしそうな表情をみせたが，それもすぐに引いてしまい，それ以上母親に寄っていくこともなければ，母親をずっと注目することもない。代わって部屋を出ようとするスタッフの後ろ姿をずっと目で追いかけていた。

解　説 ◇◇◇◇◇◇◇◇◇◇◇◇◇◇◇◇◇◇◇◇◇◇◇◇◇◇◇◇◇◇◇

なぜ「発達障がい」であって「精神障がい」ではないのか。「発達障がい」における「発達」の意味するものは，現在の子どもにみられる症状（障がい）は，生まれてから現在までの発達経過の中で形成されてきたものであるということである。

「発達」は対人関係の基盤としての心の絆（愛着）を土台にして，それに積み重ねられるようにして展開していく。「発達障がい」では，乳幼児期早期にボタンの掛け違いが起こり，そこに関わり合うことの難しさ（関係障がい）が生まれ，それをもとに対人交流が積み重ねられることで，対人関係のずれが次々に肥大化し，その結果として多様な症状（障がい）が形成されていくと考えなければならない。

以上のことを念頭に置くと，ここで取り上げたような幼児期の事例においては，まず子どもと母親の関係にどのような特徴があるかをみる必要がある。

母親が退室する際に声を掛けると，A君は戸惑いの表情をみせながらも大丈夫だよというように頷いている。しかし，母親の不在にA君の気持ちは明らかに動揺をきたし，落ちつきなく動き回っている。痛い思いもしたであろうと思われるにもかかわらず，痛みを訴えたり，助けを求めたりすることもない。A君の心細さが伝わってくるが，そんなときにも自分から助けを求めようとはしない。

母親に相手をしてもらいたい，かまってもらいたいという欲求（関係欲求）があるにもかかわらず，いざ相手をされると，なぜか回避的な反応を起こしてしまい，両者の間で積極的な関わり合いが生まれない。そのため両者の関係は深まらず，そこに関係の悪循環が生じ，それがさらなる悪循環を生むことによって，次々に複雑な問題が派生していくことになる（図1）。このようなA君の心的状態を筆者は関係欲求をめぐるアンビバレンスと称しているが，このような状態にあると，A君には強いジレンマが生じてしまう。そしてジレンマが高じてくると，様々な反応行動を示す（図2）。

A君は養育者に対して，わざとらしく鍵束を取って困らせようとしたり，「うんち」と言っては相手を求めているが，これらの行動もA君と養育者の関係の問題としてとらえることによって，その理由もわかってくる。これらの行動は，筆者との話に集中していた母親の関心を自分のほうに引きつけるとともに，母親からは叱責を受けることによって，突き放されるという結果をもたらす。A君は突き放されることによって，ジレンマが増強し，さらに同じような行動が誘発されるという悪循環がそこに生まれることになる。アンビバ

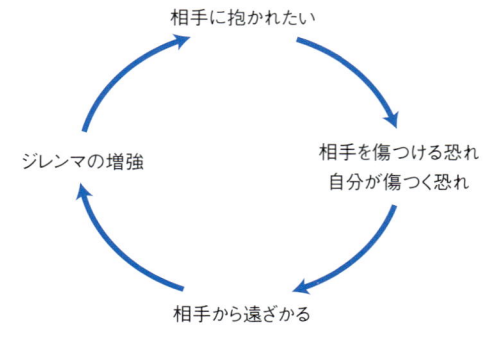

図1 ● 関係欲求をめぐるアンビバレンス

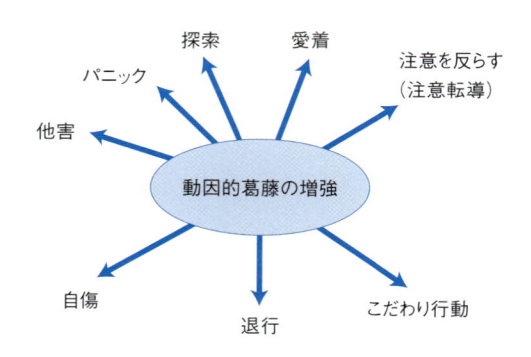

図2 ● 動因的葛藤行動

レンスの強いA君にとっては，このような悪循環こそ，現在の2者関係を維持する上で最も自然で抵抗のないものになっていると思われる。

この事例に対する援助の基本は以下のようになる。発達障がいの子どもと関与する人との間に関わり合いの難しさがもたらされる最大の要因は，子どもの関係欲求をめぐるアンビバレンスと，それと結びついて現れる養育者の側の子どもに関わるのが難しいという感じである。それゆえ，臨床の要となるのは，このアンビバレンスを緩和するように働きかけることと，養育者の側の負の感情および負の関わりの低減である。

この対応が功を奏すると，子どもの関係欲求が前面に現れやすくなり，その結果，子どもの気持ちの動きが掴みやすくなる。子どもの気持ちが養育者に掴みやすくなることによって，養育者も子どもの気持ちを受け止めることが比較的容易になり，当初の関わりが難しいという感じが薄れ，好循環が生まれ始める。その中で子どもに少しずつ安心感が育まれていくと，子どもは外界に対して好奇心を持ち始め，積極的に外界との関係を持ち始めるようになる。

子どものそうした肯定的な姿は養育者の喜びとなり，養育者の前向きな育児姿勢を強めて，子どもとの間で何かを共有しよう，子どもの気持ちに添おうという姿が増えてくる。こうして好循環が本格的にめぐり始めるが，その中で，関係欲求の高まりとの関連で，子どもの側に様々な表現意欲が湧いてくる。このような好ましい関係が生まれることによって初めて，子どもの本来の発達の道が切り開かれていく。

■Point

「発達障がい」とは，子どもの発達途上で出現する障がいであり，障がいは生涯にわたって何らかの形で持続し，その基盤には中枢神経系の機能成熟の障がいまたは遅滞（基礎障がい）が想定されるものと考えられている。しかし，現在の症状（障がい）は，日々の他者との関わり合いの積み重ねの中で形成されてきたものである。とりわけ，発達途上にある乳幼児期の子どもの理解には，「関係の中の個」という視点が欠かせない。「個体」中心の視点から「関係」への視点の転換の必要性を，発達障がいの臨床は我々に気づかせてくれる。

●文献

1）Mary DSA, et al：*Patterns of Attachment — A Psychological Study of the Strange Situation*. Lawrence Erlbaum Associates, New Jersey, 1978.
2）小林隆児：アタッチメントと臨床領域. 数井みゆき, 他編, ミネルヴァ書房, 京都, 2007, p166.

CASE 10
家の外では話をしない——選択性緘黙

國重美紀, 氏家 武

症例紹介

▶▶▶現病歴

【小学校2年生の女の子, Aちゃん】

Aちゃんは小学校2年生のときに初めて病院にかかった。仲のよい友だちとはおしゃべりをするが, 授業中はほとんど話さず, 学校も休みがちになってしまったためである。

Aちゃんのお父さんは日本人, お母さんは日本生まれのアメリカ人でバイリンガル。将来, Aちゃんには海外の大学に進学してほしいと考え, Aちゃんは3歳から英語塾に通っていた。自宅では, お父さんから日本語を, お母さんから英語を教わっていた。

小学校入学前はおしゃべりで活発な女の子だったが, 小学校1年生のときにクラスメイトにいじめられ, 学校を休みがちになった。計算問題の答えは答えられるが, 自分の考えを求められると黙ってしまう。特に国語の授業には出席したがらず, 出席しても話さない, 書かないという状態だった。週に3回の英語塾も行き渋るようになった。

▶▶▶診断・治療

Aちゃんの場合は, 日本語・英語とも語学力が十分発達していないため, 人前で話をする自信がないことが緘黙の主たる要因と考えられ, 主治医の指示で, 自宅での日本語の勉強を止めて, お父さん, お母さんもできるだけ英語で話しかけるように統一した。学校と塾の先生には, 授業中に発言を促したり, 体育や音楽の時間にダンスや歌, 楽器演奏など, 人前で発表することを免除してもらった。ほぼ2カ月後には, 英語塾には元気に通えるようになった。

同時に, 2週間に1度の心理士によるプレイセラピー(以下セラピーと略)を開始した。Aちゃんが, 日本語でもかまわないということだったので, 心理士は日本語を使用した。

1回1時間の中で, バレーボールや卓球など体を動かすことと, トランプやボードゲームなどを組み合わせて行った。始めは非常に緊張が強く, 心理士とも視線を合わさず, わからないことや困ったことがあると動きもストップしてしまった。半年くらいで少しずつセラピー中の緊張がほぐれ, ボードゲームでルールがわからないときに「ん?」と, 声にならないけれども心理士に尋ねるような仕草がみられた。その後, 負けて悔しい, 勝つとうれしい, といった感情表現も出始め, 小声で「うん」「ううん」という返事が出てくるようになった。

▶▶▶経　過

小学校3年生になり，セラピーではどんどん感情表現がスムーズになり，自分のミスや心理士のミスを一緒になって笑ったり，バレーボールで負けると悔しくてボールに八つ当たりするという攻撃性も出せるようになった。塾の先生の感触では英語力もつき，仲間内では音読もできるようになった。学校は，体育や音楽の授業は休むが，その他の授業には徐々に参加するようになった。

小学校4年生になると，セラピー中には徐々に大きな声で「うん」と返事をするようになった。Ａちゃんと心理士の足がぶつかったときには「いたーい！」と大きな声で叫び，その後げらげらと笑うこともあった。情緒的な交流もスムーズで，表情も豊かになった。ふざけて心理士の背中にボールをぶつけたり，わざとずるをして心理士に指摘されるのを待っていたり，心理士との直接のやりとりを楽しめるようになった。

学校では，1対1ならば先生とほぼ普通に会話ができるようになり，休むことなく登校するようになった。社会見学の発表の時間では，自分から「やる」と決め，顔を紙で隠しながらもクラス全員の前で発表することができた。その後の学校祭の劇でも，自分から「やりたい」と，短い台詞のある役を務めた。学校のレクリエーションではパークゴルフの時間に，ゴルフを習っていたＡちゃんは皆の前でパターをした。「うまい」とほめられたが，恥ずかしくなり，それ以後パターの練習を止めてしまった。

自宅では，日本語の意味を尋ねることが増えた。お父さん，お母さんは，既にＡちゃんは知っていると思っていたことを聞かれ，驚くことが多かったようだ。

小学校5年生になると，セラピーの始まるときに「○○やりたい」と自分から話したり，お正月には照れながら「あけましておめでとうございます」と挨拶ができるようになった。心理士からの声掛けには言葉で反応し，ゲーム中に「あ，○○だ」と自発的な言葉も出るようになった。

しかし，幼少時より所属しているガールスカウトで，突然新人に対して自己紹介するように言われたときには泣いてしまった。また，旧知の先生に会うと恥ずかしがる，電話では話せるけれど面と向かっては話せない，といった問題は残っていたが，むしろ新たに知り合った人とは抵抗なく話せるようになった。美容院でも自分の希望を店員に伝えることができるようになった。

小学校6年生になり，学校のプレゼンテーションの時間には，うつむいてはいるが顔を隠さずに発表できた。レストランでも，自分で注文できるようになった。

学校生活でも日常生活でも，緘黙による問題はほぼ消失し，セラピー終結となった。

中学校に入学し，ブラスバンド部に入部，シャイな性格は続いているが新しい友だちも増えた。電話では誰が相手でも自然な会話ができている。

表1 ● 選択性緘黙の診断基準

A. 他の状況では話すことができるにもかかわらず，特定の社会状況（話すことが期待されている状況，例：学校）では，一貫して話すことができない。
B. この障害が，学業上，職業上の成績，また対人的コミュニケーションを妨害している。
C. この障害の持続期間は少なくとも1カ月（学校での最初の1カ月に限定されない）
D. 話すことができないことは，その社会状況で要求される話し言葉の楽しさや知識がないことによるものではない。
E. この障害はコミュニケーション障害（例：吃音症）ではうまく説明されないし，また広汎性発達障害，統合失調症，または他の精神病性障害の経過中にのみ起こるものではない。

解説

選択性緘黙は，DSM-Ⅳ-TRでは「通常，幼児期，小児期，または青年期に初めて診断される障がい」のうち，分離不安障がい，幼児期または小児期早期の反応性愛着障がい，常同運動障がいと並んで「幼児期，小児期，または青年期の他の障がい」に分類されている。その診断基準を**表1**に示す。

国内における出現率は0.2％前後で，男児より女児に多いと言われている[1]。発症年齢は3歳前後という報告が多い。しかし，自宅での会話は問題がないため，小学校入学前に積極的に医療機関を受診する患児は少ない。また，学校でも他児に迷惑をかけるわけではないので，気づかれてもすぐに受診を勧められることは多くはないようである。

発症に明らかな契機がある子どもは約3割と言われており[3,4]，大半は，これといったきっかけがなく発症している。子どもの素因や発達の障がい，家庭の養育環境などが関与している。欧米の報告によると，移民の子どもの発症率が高いと言われている[2]。本症例のAちゃんも，幼少時より異なる2つの言語文化に属することにより，それぞれの言語力の発達が遅れ，他者と会話することに対する自信のなさが発症の契機になった可能性はある。合併症としては，選択性緘黙の7〜9割の子どもが社会不安障がいの診断基準も満たすと言われている[2〜4]。社会不安障がいのほか，小児の過剰不安障がい，強迫性障がい，分離不安障がい，遺尿症，遺糞症，チック障がいを合併しやすい[2〜4]。一方，気分障がい，行為障がい，注意欠陥／多動性障がい，抜毛癖を合併することは稀である[4]。

『カプラン臨床精神医学テキスト』では，「ほとんどの症例は数週間から数カ月で治るが，何年も持続する場合もある。10歳以前に回復する子どもに比べ，そうでない子どもは長期化し，おそらく予後も悪い」と書かれている[5]。有病期間は平均5年である。

長期予後については不明だが，選択性緘黙の家族歴に関する報告では，患児の7割が，社会不安障がいまたは回避性パーソナリティ障がいを有する親を持ち，また3割が選択性緘黙の既往のある親を持っている。その親の選択性緘黙は思春期にかけて徐々に改善していくが，社会不安障がいや回避性パーソナリティ障がいは成人しても持続している[4]。

現在のところ，エビデンスのある有効な画一的な治療法はない。治療は個々の子どもの素

因，養育環境を整理し，環境調整，心理療法，家族療法，薬物療法などを組み合わせて行われる。家庭でも，治療の場でも，選択性緘黙の患児へのアプローチの基本は「焦らないこと」「しゃべらせないこと」である。無理にしゃべらせると症状が固定化したり悪化したりするので[6]，強要してはいけない。治療の目標は「人前で話せるようになること」よりも，ベースにある「不安」を解消することである。

Aちゃんの場合も，主治医による問題点の指摘と，それを受け入れて対応を変えてくれた両親の努力，一貫した受容的なプレイセラピー，学校・家庭での柔軟な対応などにより，ベースにある「人前でしゃべることに対する不安」が解消し，比較的順調に回復したものと思われる。

■Point

選択性緘黙は，家庭や親しい仲間とは普通に話し，言語能力や構音に問題がないにもかかわらず，幼稚園や学校などの特定の場所では言語によるコミュニケーションを拒否している状態であり，診断は難しくない。

- 発症年齢は3歳前後で，女児に多い。有病期間は平均5年である。
- 社会不安障がいなど不安障がいの合併率が高く，成人して緘黙症状が改善しても不安障がいは残ることが多い。
- 選択性緘黙の子どもへのアプローチの基本は「焦らない」「しゃべらせない」ことである。治療の目標は「人前で話せるようになること」よりも「不安」を解消することである。
- 家庭や学校での環境調整の必要があり，気づいた段階で専門機関を受診し，相互に連携していくべきである。

●文 献

1) 星野仁彦, 他：精神科治療学16（増刊号）：269, 2001.
2) Dummit ES 3rd, et al：J Am Acad Child Adolesc Psychiatry 36：653, 1997.
3) Steinhausen HC, et al：J Am Acad Child Adolesc Psychiatry 35：606, 1996.
4) Black B, et al：J Am Acad Child Adolesc Psychiatry 34：847, 1995.
5) カプラン臨床精神医学テキスト第2版（Benjamin JS, 他編, 井上令一, 他訳）．メディカル・サイエンス・インターナショナル, 東京, 2004, p1356.
6) 佐々木栄一：小児科外来診療のコツと落とし穴2 メンタルヘルスケア. 星加明徳 編, 柳澤正義 監修, 中山書店, 東京, 2004, p136.

CASE 11
夜尿症

帆足英一

症例紹介

▶▶▶ケース1
【小学校5年生の男の子】

生来，毎晩の夜尿を認める．4月になってうつうつとしたり，夜に布団の中で泣いていることがあった．これまでこのようなことはなく，5年生になりクラス・担任も替わり，いじめられているのではないかと親が担任に相談．しかしクラスは比較的安定しており，いじめの雰囲気は感じられないとのことであった．いろいろと考えた結果，秋に行われる2泊の宿泊行事の説明が新学期早々にあり，夜尿のことで悩んでいるのではと思い，本児に受診を持ちかけると「治したい」とのことでクリニックを受診した．

▶▶▶ケース2
【小学校1年生の女の子】

尿失禁（昼間遺尿）と夜尿を認め，特に尿失禁はスカートまで濡れてしまうこともたまにあるという．本人はこれまで明るく，幼稚園年長時代を含めて失禁を気にしていないようだった．そのうちに治ると思っていたが，小学校に上がって間もなく，スカートまでぐっしょり濡らして泣いて帰宅した．事情を聞くと，最後の授業の際に我慢できずに失禁してしまい，クラスメイトに「おしっこたれ」とからかわれたとのことである．翌々日に親子でクリニックを受診した．

▶▶▶ケース3
【23歳の女性】

結婚を間際に控えていたが，婚約者には夜尿のことはひた隠しにし，悶々としていた．頻度を聞いてみると，月の3分の1程度の夜尿に改善していたが，いつもぐっしょりと寝具が濡れてしまうとのことであった．式も半年後に迫り，思いあまって電車に飛び込み自殺をしようとしたとき，前に立っていた男性が夜尿症の新聞記事を読んでいるのが目に入った．大急ぎで駅の売店で同じ新聞を買い，翌日クリニックに電話して緊急受診した．小学校時代に近医を受診したことがあったが，全然改善せず，あきらめて今日まできてしまったとのことである．

解説

夜尿は，夜間睡眠中に作られる尿量と，それを溜める夜間の膀胱容量とのバランスが崩れ

ると生じる（図1）。したがって夜尿症の治療にあたっては，夜間尿量をいかに減らすかとともに膀胱の蓄尿量をいかに増やすかという2つを常に考えていくことが大切である。

▶▶▶自然治癒を待つと数年間かかる

「夜尿は放っておいてもそのうちに治る」，「夜尿くらいで相談に来ること自体，子どものしつけができていない」等，夜尿を深刻に悩んでいる親子を路頭に迷わせてしまう医師の言葉も少なくない。

夜尿症の自然治癒経過をみると，1年間に小学校低学年で1割以下，高学年で1割，思春期前後で1割5分程度の改善しかみられないという。したがって，「そのうちに治る」というのは大変に無責任な励ましとなる。

このようなことから，学童期の夜尿症に対しては，プライマリケアを担当される先生方による積極的な治療が求められている。

▶▶▶類型別に治療を進めていく必要がある

以下に，夜尿症の類型を診断する方法（図2）と類型別の特徴，生活指導，薬物療法の概略を簡単に述べる。詳しくは筆者のホームページ[1, 2]や著書[3, 4]をご参照頂ければ幸いである。

夜尿症の類型診断に必要な情報としては，まず起床時尿量とおむつ尿量（元のおむつの重さを引く）が必要となる。両者を足した尿量が一晩の尿量となる。また，帰宅後のがまん尿量（昼間の膀胱容量），夜尿を認めた日の起床時尿比重あるいは尿浸透圧（複数回数）が点鼻療法の是非を決めるために重要となる。

①多尿型（多量遺尿型）

多尿型は，一晩の尿量が6〜9歳で200mL以上，10歳以上で250mL以上，昼間の膀胱容量は6〜9歳で200mL以上，10歳以上で250mL以上の例である。起床時の尿比重が1.020以下あるいは尿浸透圧が800mOsm/L以下の場合は，夜間尿浸透圧低下型となり，デスモプレシン点鼻療法（スプレー10®）の対象となる。尿が濃縮している場合は三環系抗うつ薬を使用するが，10〜25mgにとどめている。生活指導としては，水分摂取リズムを守ることが重要である。

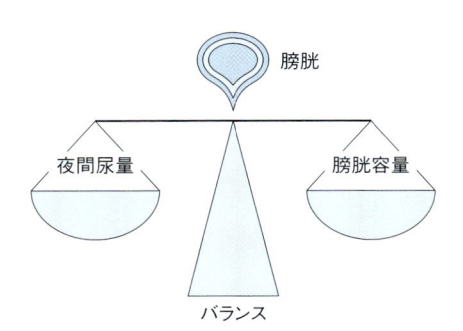

図1 ● 夜尿は夜間尿量と膀胱容量のバランスが崩れると生じる

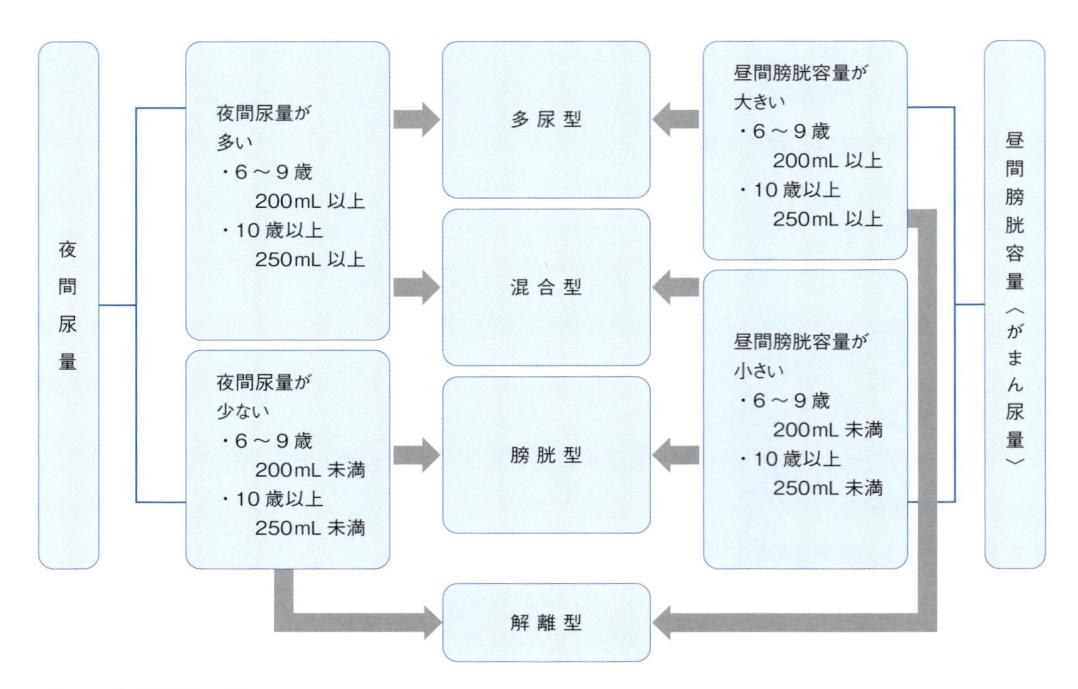

図2● 病型分類の目安
夜間尿量・昼間膀胱容量は目安である

②膀胱型（排尿機能未熟型）

膀胱型は，一晩の尿量が6〜9歳で200mL未満，10歳以上で250mL未満，昼間の膀胱容量は6〜9歳で200mL未満，10歳以上で250mL未満の例である．薬物療法としては，尿失禁治療薬によって膀胱蓄尿量の増大が期待される．生活指導としては，排尿抑制訓練（帰宅後排尿を我慢し溜める）が効果的である．

③混合型

多尿型と膀胱型が合併したもので，寝入りばなの夜尿を伴うことも少なくない．生活指導と薬物療法は，両者の治療を適宜組み合わせて行う．比較的治療期間が長引くタイプである．

④解離型

夜間尿量は年齢相応にコントロールされており，昼間の膀胱容量も年齢相応であるにもかかわらず，少ない夜間尿量で遺尿を生じてしまうものである．従来，難治性夜尿症とされてきたタイプであるが，夜尿アラーム療法が著効することが判明した．このようなタイプは，専門医にご紹介頂けると幸いである．

▶▶▶ケース1：その後の経過

多尿型で夜間浸透圧低下型であったため水分摂取リズムを守らせ，デスモプレシン・スプレー10®を毎晩2スプレー使用した．当初は，スプレー使用中は夜尿が消失し，本人の表情も明るくなった．宿泊行事の際には，念のため担任にそっと起こしてもらうこと，スプ

レーを持参して点鼻することにしたことで，宿泊行事での夜尿の心配がまったくなくなった。生活指導も意欲的に守り，夜尿は半年後に完治した。

▶▶▶ケース2：その後の経過

まず尿失禁（昼間遺尿）の治療から始め，肛門収縮訓練，尿失禁治療薬による治療を開始した。担任の先生には，尿失禁は病気であり，現在治療中であること，それをからかってはいけないこと，本児のみならず，授業中にトイレに行きたいときは自由に行ってよいこと等をホームルームの際にクラス全体で話し合ってもらった。その後は，失禁してもからかわれることはなくなり，再び楽しく登校するようになった。

治療開始して間もなくから昼間の尿失禁回数が減少し，7カ月後には完全に消失した。途中から夜尿の治療に対する取り組みも開始した。膀胱型であったが，7カ月後には昼間の膀胱容量が拡大したにもかかわらず夜尿は改善せず，解離型の診断のもとに夜尿アラーム療法を実施，その3カ月後には治療が終結した。

▶▶▶ケース3：その後の経過

検査の結果，夜間尿浸透圧が低下している多尿型であり，点鼻療法が効果的な症例であった。本人と相談の結果，婚約者と時間外に合同面接をすることになった。婚約者を交えて夜尿症についての理解を深めてもらい，治療計画ならびに今後の見通し，点鼻薬の副作用，治療中のバースコントロール等について説明した。無事結婚し，新婚旅行も点鼻薬によってトラブルなく，治療開始から1年で完治した。

現在では，2児の母親として生き生きと育児をしている。

■Point

幼児期の夜尿は発達途上にある生理的な現象であり，心配の必要はなく治療の対象外となる。学童期になっても夜尿が続く場合は，発達の偏りとしての夜尿症とされ，治療の対象となる。

夜尿があるために，本人の自尊感情が損なわれ，内向的になったり自罰的となったり，小児期から思春期にかけての人格形成に影響を及ぼすことが少なくない。それだけに，学童期の夜尿症に対しては，心のケアに留意しつつ，そのうちに治ると放置せずに，積極的に治療を行っていくことが望まれる。

●文　献

1) 帆足英一 監修：おねしょねっと（http://www.onesyo.net/）
2) ほあし子どものこころクリニック（http://www.hoashi-clinic.net/）
3) 帆足英一：新・おねしょなんかこわくない．小学館，東京，2003．
4) 帆足英一, 他：夜尿症研究 11：35, 2006．

CASE 12
遺糞症

山崎知克

症例紹介

▶▶▶ケース1

【小学1年生（7歳）の男の子，A君】

下着に便がつくという主訴で来院した。A君は成長発達において異常を指摘されていない。トイレトレーニングは3歳にて終了し，以降，便失禁のエピソードを認めていない。もともと，A君の排便習慣は良好で，朝食を食べると排便をしてから幼稚園に登園していた。しかし，小学校通学のために朝早く家を出なければならず，朝食後に排便をせずに登校していた。朝，小学校のトイレで排便した際に同級生にからかわれたことがあり，以後学校では排便をしなくなった。帰宅後は習い事などがあり，家でゆっくり過ごす時間が減ったため，A君は週に1，2回しか排便しなくなった。

1学期の終わり頃より，下着に便のしみや少量の便がつくようになってきた。しかし，本人には排便の自覚症状がなく，それを母親が不自然に感じて，近医受診となった。

腹部はやや膨瘤しており，打診上鼓音を認め，触診にて左下腹部に硬い腫瘤を認めた。腹部X線撮影にて巨大結腸と結腸全域に多数の便塊を認めたため，グリセリン浣腸を施行したところ，多量のガスと硬性便を認めた。

排便習慣の確立と高繊維食の摂取，2日便秘をした際には緩下剤（ピコスルファートナトリウム〔ラキソベロン®〕）を就寝前に服用を指示したところ，10日後には便失禁を認めなくなり，1カ月後の腹部X線撮影ではほぼ正常範囲の所見であった。

▶▶▶ケース2

【幼稚園児（6歳）の男の子，B君】

排便をパンツの中でしてしまうという主訴で来院した。B君は幼児期の成長発達において言語発達の遅れ（始語2歳半）があり，4歳頃まで反響言語（オウム返し）を認めていた。現在は幼稚園の集団生活にもほぼ適応でき，大きな発達上の遅れを認めていないが，偏食，オートバイの走る音を極端に怖がる，特定のマークやキャラクターを怖がるなど，感覚過敏がある。

4歳半のときに時間を決めて排尿誘導を行い，排尿はトイレでできるようになったが，大便の際にはトイレを嫌がり，部屋の隅に行ってしゃがんでパンツの中に排便したあと，「うんち出た」と知らせる状況であった。母親がB君の便意に気づきトイレに誘導しようとすると，パニックを起こし泣いて暴れるため，母親は苦悩して小児科受診となった。

身体所見にて異常を認めないが，診察場面でやや目線が合いにくく，質問と答えの会話がかみ合わない印象があったため，詳細に病歴聴取を行ったところ，軽度の言語・コミュニケーションの障がい，想像力の障がい，社会性の障がい，感覚過敏など，高機能広汎性発達障がいの特徴を有することが明らかとなった。

本人と母親への病歴聴取により，洋式の便座がヒヤッとするためおしりを便器につけるのが嫌であること，便意を感じても現在の行動を中断できないこと，トイレに長い時間いることができないこと，などが判明した。これらに対して，便座カバーと便座の温度調節，食後20～30分にてトイレに誘導し，座らせて一緒に絵本を読むこと，トイレでの排便が成功するたびにご褒美を与えることなど具体的な対策を行った。1カ月ほどでトイレにて排便する習慣を確立することができた。

▶▶▶ケース3

【小学1年生（7歳）の女の子，Cちゃん】

便失禁を主訴に来院した。Cちゃんは成長発達において異常を指摘されていない。トイレトレーニングは2歳にて終了し，以降，便失禁のエピソードを認めていない。

Cちゃんの家は二世帯住宅であるが，トイレは父方祖父母の棟にしかなかった。家族関係が良好のときには問題なかったが，Cちゃんの父親がリストラにて失業したことを契機に母親と父方祖父母の関係が悪化した。Cちゃんは元来明るく几帳面な性格であったが，表情が暗くなり，学校での失敗を極端に気にするようになった。「悪夢をみるのが怖いから寝たくない」といい，毎晩母親にしがみついて泣くようになった。便秘が続き，しばらくして学校での便失禁を認めるようになり，相談のため小児科受診となった。

触診にて軽度の腹部膨瘤を認め，腹部X線撮影にて結腸全域に多数の便塊を認めた。Cちゃんは，「夜は怖くて，1人でトイレに行けない」「お父さん，お母さんと一緒じゃないと眠れない」など恐怖感を強く訴えていたため，臨床心理士による心理面談を行うこととした。

Cちゃんは心理面談にて，「いつも祖父母が母親をいじめている」「母親が（失業中の）父親とけんかしている」など，家庭内不和により本児が精神的緊張状態にあり，安心して母親を頼れずに，学校での困ったことなども話せないでいることが判明した。子どもの心理面談での様子を親に伝えて，子どもの不安感を子どもの言葉で明らかにし，母親への心理教育として，子どもの前で大人同士が諍いを起こさないように伝えた。また，父親の失業状態を妻の支えが足りないからだと父方祖父母に責められていること，家計の経済的逼迫が母親の強い精神的不安の原因となっていることが明らかとなったため，両親との面談を持ち，疎通改善を行うなど，母親への精神的支援を行った。

こうした取り組みによりCちゃんの便失禁は消失し，学校での適応状態も良好となった。3カ月後に父親も就労を開始し，家族関係も改善した。

解説

子どもの排便自立[1]は，2～3歳で40％，3～4歳で70％，4～5歳で90％，5～6歳で96％と言われている．ICD-10における遺糞症の診断基準を**表1**に示し，原因別に，便秘型（ケース1），排便習慣不全型（ケース2），心因型（ケース3）に分類して解説する．

便秘型[2]では，長期間の便秘により腸管容量が拡大して巨大結腸を呈するため，通常の腸蠕動にて便塊を肛門側に進めることができなくなる．また，肛門膨大部の圧受容器の機能が障がいされて便意を感じなくなる．口側から圧が加わることで，便塊の隙間をわずかに流れる便液や小便塊が，押し出される形で便意と関係なく肛門から漏れ出ることが，便失禁の原因となる．グリセリン浣腸によりまず腸管容量を少なくすることで，腸蠕動と圧受容器が作動できるようにすること，高繊維食により便塊の長時間滞留を防ぐこと，規則正しい排便リズムを心がけることが改善のために必要である．

器質性遺糞症の稀な病態として，先天的疾患であるヒルシュスプルング病（直腸および結腸の神経節がまったくないか極端に少ないため，腸蠕動が起こらずに巨大結腸となる）や，子ども虐待による肛門性交により肛門機能が破壊されて便失禁を呈する場合があり，鑑別診断が必要となる．

排便習慣不全型では，軽度発達障がい，特に自閉症スペクトラムの特徴を有する子どもが多く認められ，感覚過敏など子どもの特徴をふまえた対応が必要となる．軽度発達障がいの特徴を有する子どもを持つ親は，子どもが何を考えているのかわからず，かわいいと思えないなど，親子の関係性障がいの存在が少なくないため，子どもに排便習慣がついていないのは親の対応の悪さが原因などと，診療した医師が軽々しく結論づけることでさらに親を追い詰めてしまわないよう，注意しなければならない．子どもの生活状況や親子双方の気持ちの共有を十分に図りながら，具体的な解決に向けて取り組むことが必要となる．

表2にDSM-Ⅳによる遺糞症の診断基準を示したが，子どもの全般的な発達水準が4歳以上にならないと排便習慣を確立することは難しい．4歳未満の発達水準の子どもに行動変

表1 ● ICD-10による非器質性遺糞症

その人の社会文化的環境としてはふさわしくない場所へ，通常正常ないしそれに近い硬さの大便を随意的あるいは不随意に反復して排泄すること．この病態は幼児期の正常な便失禁が異常に持続していることもあれば，排便調節を習得した後に自制できなくなることでもあるし，あるいは生理学的排便調節が正常であるにもかかわらず，わざとふさわしくない場所に排便をすることでもある．

診断ガイドライン
・適切な排便訓練を欠くか，排便訓練が習得されていない【排便習慣不全型】
・排便調節が生理的に正常であるにもかかわらず，何らかの理由により承認された場所で排便するという社会規範に従うことを嫌がったり，抵抗したり，失敗したりするという心理的な障害を示す【心因型】
・生理的な大便の停滞（便秘）による【便秘型】

表2 ● DSM-Ⅳによる遺糞症の診断基準

A. 不随意であろうと意図的であろうと，不適切な場所（例：衣服または床）に大便を反復して出すこと。
B. それが少なくとも3カ月の間に，少なくとも月に1回ある。
C. 暦年齢は少なくとも4歳，またはそれと同等の発達水準である。
D. この行動は，便秘に関する機転によるものを除き，物質（例：緩下剤）または一般身体疾患の直接的な生理学的作用のみによるものではない。

容を促すことは一般的に難しいため，子どもの状況がそのままでも適応可能になるように，環境調整を中心とした取り組みも必要に応じて考慮されるべきである。

心因型では，遺糞症を子どもの「からだことば」（辛い気持ちを言葉で表現できず，辛い身体症状として表現すること）としてとらえ，悪い行動を叱責するのではなく，その背景にある子どもの辛い気持ちを優しく促しながら言語化させることが第一に必要となる。特に子どもの心身症を診療する場合，家族背景や両親の状態などの子どもへの影響を想定して，親子双方との信頼関係をつくりながら診療を行う。家族の関係調整を行うだけで子どもの症状が改善することも少なくない。

■ Point

遺糞症の背景となる子どもの便秘の原因は，体質的な便秘傾向，高脂肪・低繊維食の選択，排便をしばしば我慢してしまう，情緒的要因などと様々である[3]。子どもは排便頻度に無頓着であり，腸運動の不調は夜尿症のように直ちに親の目に触れないため，子どもの便秘症は慢性化しやすい。遺糞症に至らなくても，子どもの健康を考える上で，食事，睡眠と同様に，排便についても関心を持って頂ければと願う。

● 文 献

1) よくわかる子どもの心身症─診療のすすめ方. 星加明徳, 他編, 永井書店, 大阪, 2003, p125.
2) 小児医療心理学（Michael CR 編, 奥山眞紀子, 他監訳）. エルゼビア・ジャパン, 東京, 2007, p470.
3) 山崎知克, 他：小児科臨床増刊号57：1485, 2004.

CASE 13
文字が読めない――ディスレキシア

宮尾益知

症例紹介

▶▶▶現病歴

【9歳の男の子，A君】

A君は乳・幼児期に問題はなく，発達について特に問題を指摘されたことはない。ただ，読み聞かせをしようとしても本に関する興味がなく，喜んで聞くということがなかった。幼稚園でも，問題を指摘されたことはなかったが，ひらがなを覚えることがなかなかできず，間違った字を書いたり，逆さ文字で書くことが多かった。その後，漢字が覚えられない，筆順の間違い，文章になってもわかち書きができないなどが指摘されていた。

小学校3年生になってから，「最近，学校に行きたくない」としきりに言うようになった。特にいじめられていたわけではない。ただ，算数の計算や図形問題などはできるのに，文章題になるとできなくなり，国語の聞き取り，書き取りに問題があることから，担任に「算数はできるし，絵も上手，習字も賞をとったことがある。頭も悪くないのに，なんで国語だけできないの。怠けているんじゃないの。努力が足りないんだ。もっと勉強をしないとだめだよ！」と言われた。その頃から，「学校に行くのが嫌だ，僕はどうせだめな人間なんだ」としきりに言うようになり，不登校状態となった。

▶▶▶家族歴・家庭環境

家族は3人家族で，家族歴に神経・精神疾患を含め特別の疾患は認めていない。家庭環境としては，父は静物のカメラマン，母もカメラマンである。両親とも温和な性格であり，環境と家族関係には，特に問題はないと思われた。父は小児期から本を読むのが苦手で，漢字を覚えることがなかなかできなくて苦労した覚えがあり，今も機械などの取扱説明書はほとんど読んだことがない。

▶▶▶診察時

A君は両親に続いて診察室に入ってきた。挨拶はするが，下を向いていてあまりこちらの目を見ようとはしない。診察では，身体・神経所見では特記すべきことはなかった。輻湊が困難であり，眼球運動はスムーズではなかった。診察態度は，自信がなくおどおどした様子で，こちらからどのようなことをされるのか，うかがっている様子であった。

いつものように「ここまでどうやって来たの」と聞いてみると，「電車とバスで来た」と答えた。「それでは，この紙にどうやって来たのか書いてよ」と言うと，黙って下を向いたまま何もしない。「この子は，書くのが嫌なんです」と母からの訴えがあったため，紙と

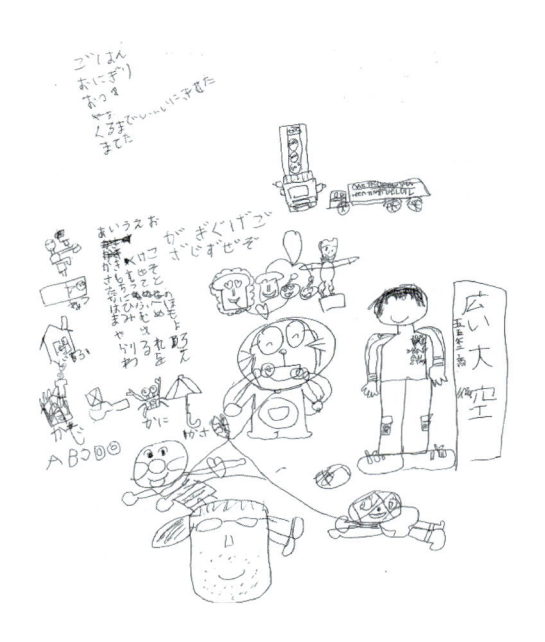

図1 ● A君が描いた絵

ボールペンを渡して「あっちで好きな物を書いて」と言って，ベッドに連れて行った．その間，両親からは生育歴，学校や家庭での問題点などについて聞き取りを行った．

そのときにA君の描いた絵が図1である．キャラクター，人（自分？），乗り物，文字（50音表），書道の文字などが，漫然と並んでいる．この絵には，文字も，様々な文字が書いてあるトラックなども同様に表されている．文字は50音表として表されていることに注目する．知能検査（WISC-Ⅲ）では，言語性IQが68，動作性IQが108と有意差を認めた．

▶▶▶**診断・経過**

両親に，ディスレキシアの診断とA君の持つ認知の特異性を説明し，優れている視覚認知からのアプローチと学習方法について説明を行った．学校側とも教育的対応について，認知面からの学習を行う上での方略について何度か話し合いを持ち，怠けているのではなく，一般的な方法では学ぶことの困難さがあること（学習障がい，ディスレキシア）を理解してもらうこととした．その後徐々に学習に対する意欲と自信が生まれた．本人が親も同様の認知形態を持っていることに気がつき，学校にも行くことができるようになり，将来の自己像についての具体的イメージを父親を通じて持つことができるようになった．その後，学校および家庭での明らかな問題は認めていない．現在は，半年ごとの診察を行っている．診療の場では，具体的な認知形態での問題から起こってくる一次的な障がいと，できないことによる二次的な問題への具体的な助言を行っているところである．

解　説

「学習障がい」の概念は，1960年代はじめにアメリカにおいて，それまでの「微細脳機能障がい（minimal brain dysfunction；MBD）」「読字障がい（dyslexia）」の用語を中心に統一

してつくられた。このような子どもたちの発生率について、西欧諸国では約3～10％と言われており、男女比は4：1から7：1の範囲で男児に多い。原因については、何らかの中枢神経系に原因を持つ機能障がいであることが想定されている。

わが国において、平成11年の「学習障害およびこれに類似する学習上の困難を有する児童生徒の指導法に関する調査研究協力者会議」から文部省に報告された最終報告の定義で、「学習障害とは、基本的には全般的な知的発達に遅れはないが、聞く、話す、読む、書く、計算する、または推論する能力のうち特定のものの習得と使用に著しい困難を示す様々な状態を指すものである。学習障害は、その原因として、中枢神経系に何らかの機能障害があると推定されるが、視覚障害、聴覚障害、知的障害、情緒障害などの障害や、環境的な要因が直接の原因となるものではない」とされている。

一方、米国精神医学会の診断基準（DSM-Ⅳ-TR）では、読字障がい、算数障がい、書字表出障がい、特定不能の学習障がいを学習障がいとしている。国際疾病分類第10版（ICD-10）によれば、心理的発達の障がいに含まれる学力（学習能力）の特異的発達障がいであり、特異的読字障がい、特異的綴字障がい（書字）、特異的算数能力障がいなどが学習障がいである。

▶▶▶学習障がいの症状

表1に学習障がいの症状をまとめた。

▶▶▶ディスレキシアとは

ディスレキシアは、神経生物学的原因による特異的な学習障がいであることが明らかにされているが、発現する頻度には国や人種による差は認められていない[1]。しかし、全人口の6～10％の人々が軽度であっても素因を持っていると考えられている[2]。日本語は、読みと文字の一致率が高いことと、漢字から意味が推測されることもあるため、ディスレキシアは顕在化しがたい。

わが国においては、2都市（人口40万人と5万人）の3つの公立小学校（1～6年次）の調査

表1 ●学習障がいの症状

1. 読字障がい	・よく似た文字の区別ができない（あ・お、ぬ・め、の・め、q・d、b・p、w・mなど） ・どの行を読んでいるのかわからなくなり、飛ばして読む ・単語の中の文字を取り違えたり、反対から読む ・短い単語が読めない ・読むのが遅い ・内容が理解できない
2. 綴字障がい（書字）	・鏡文字 ・書字、視写、聞き写しができない ・読点が使えない、作文が書けない
3. 算数能力障がい	・数の大小がわからない、簡単な計算でも指を使う ・ケアレスミスが多い ・繰り上がり、繰り下がりがわからない

から，ディスレキシア顕在化率は，音読では平仮名1％，カタカナ2〜3％，漢字5〜6％，書字ではひらがな2％，カタカナ5％，漢字7〜9％とされている[3,4]。

疫学的研究では，ディスレキシアは家系的に出現し，複数の遺伝子の関与が示唆されている。平成14年に，文部科学省が全国の通常学級4328学級4万1579人を対象に，「通常の学級に在籍する特別な教育的支援を必要とする児童生徒に関する全国実態調査」を実施し[5]，知的発達に遅れはないものの学習面や行動面で著しい困難を示す児童生徒の割合は6.3％であることが明らかになった。また，ディスレキシアが約4.5％存在すると言われた。調査は担任教師による回答に基づいており，専門家による判断や医師による診断によるものではない。

▶▶▶評価・指導方法

①評価方法
・読み書き検査：「1文字」「文章」の読み書きの評価
・言葉の評価：知っている言葉の数の評価，言葉や文の理解の評価

②指導内容
・拗音・促音・長音のルールを整理し，それぞれを読んだり書いたりする練習
・漢字1文字ずつの形を分解する方法を練習し，読み・意味の確認
・熟語の読みの確認（熟語の意味や他の言葉の読み方から，読みを推測する練習）
・文字をマークではなく，奥行き感のある構造として理解させる（ひらがな文字の形が改善）[6]

■Point

学習障がい，ディスレキシアなどは教育の問題であり，医学の扱う問題ではないとの考えも多いが，学習障がいは対応により改善しうる障がいであり，様々な心身医学的問題の背景に認められることも多い。医学の分野においても，具体的な指導法はともかく，概念，診断，教育との連携などについての知識は必要な時代になってきている。

●文　献

1) Lyon GR, et al：Annals of Dyslexia 53：1, 2003.
2) Lyytinen H, et al：Annals of Dyslexia 54：184, 2004.
3) 宇野 彰：Molecular Medicine 41：601, 2004.
4) 宇野 彰：Japanese Journal of Cognitive Neuroscience 6：36, 2004.
5) 小・中学校におけるLD（学習障害），ADHD（注意欠陥/多動性障害），高機能自閉症の児童生徒への教育支援体制の整備のためのガイドライン（試案），文部科学省, 2004.
6) 宮尾益知, 他：ゲームの処方箋プロジェクト—発達障害児における学習支援ツールの開発（平成17年度TVゲームの効能に関する産学連携研究プロジェクト），早稲田大学こどもメディア研究所，財団法人ニューテクノロジー振興財団.

CASE 14
低年齢のうつ

塩川宏郷

症例紹介

▶▶▶家族歴

【小学校2年生（8歳）の女の子，Aちゃん】

Aちゃんは不登校を主訴に初診した。父親は大卒の技術職であるが，転勤に伴い，うつ病を発症し，Aちゃんが小学校1年生のときに薬物療法を受けていた。現在は薬物療法を中止し，仕事にも復帰している。母親は専業主婦で著患はないが，現在，のぼせや不眠，動悸などを訴えて近医心療内科を受診し，カウンセリングを受けている。

妊娠中はつわりがひどく，また父親は仕事で大きなプロジェクトに関わっており，ほとんど家にいない状態だった。母親は妊娠中に一時期不眠になったことがあった。分娩経過は正常で，周産期に問題はなかった。

▶▶▶発達・生育歴

Aちゃんは，両親が結婚してから随分経って授かった子であり，1人っ子である。乳児期のAちゃんはよく飲みよく眠り，あまり手のかからない子だった。夜泣きもほとんど経験がない。発達に関しては，特に異常は指摘されていない。始歩は1歳，言葉の遅れもなかった。3歳時に幼稚園に入園。活発な子で集団での活動にも適応できており，運動会やお遊戯会では注目の的であった。友だち関係のトラブルもなかった。

卒園とともに父親の転勤が決まり，それまで在住していた関西から関東地方へ転居した。この際，父親がうつ病を発症した。小学校入学には抵抗はなかったが，関西弁をからかわれ，入学早々，学校で取っ組み合いのけんかをした。この頃からそわそわ落ちつかなかったり，ぼんやりして話を聞いていなかったり，休み時間など教室でぽつんとしていることがあった。家庭では食欲がなく体重も減少し，眠れないと訴えることもあった。

5月の連休が過ぎると落ちついて登校できるようになり，徐々に元気を取り戻した。6月には父親が病状悪化のため，短期間入院治療をすることになった。その間は母親も気分の優れない日が多かったが，Aちゃんは元気に登校し，学校でも特に問題を起こすことはなかった。夏休み前に父親が退院し，その後は特に家族内でも大きな問題はなかった。小学校1年の秋の運動会で，徒競走に負けてしまったことをきっかけに食欲が低下し，教室で落ちついて授業が受けられないという行動がみられたが，2週間程度で軽快した。

父親の症状はその後一進一退であり，業務に支障をきたすようになったため，3月まで休職することになり，家庭で過ごす時間が増えた。父親は生活リズムが不定で，イライラし

てAちゃんに当たることも多く，母親も再び気分が優れないと自覚するようになった。

▶▶▶現病歴

Aちゃんはそんな中，元気に登校していたが，2年生になってクラス替えがあり，担任教師が替わった。特別支援教育士の資格を持つ担任は多動な子どもの指導を得意とする教師であったが，Aちゃんとの折り合いは悪く，この頃からAちゃんは落ちつきがなくなった。教室を飛び出したり，忘れ物をしたり，授業で指される前に答えてしまったり，順番などでクラスメイトとトラブルになることが増えた。担任が「悪い行動は無視しよう」と指導したため，Aちゃんはクラスメイトに無視されることも増えてしまった。

Aちゃんは登校を渋るようになり，食欲低下や不眠を訴えるようになった。イライラした様子で物に当たったり，急に涙ぐんだりする様子がみられ，4月下旬から登校しなくなった。担任からは「注意欠陥／多動性障がい（ADHD）の可能性があるので，医療機関を受診するように」と指示されており，5月末に当院を受診した。

▶▶▶診察時

両親の間に座ったAちゃんは，緊張した面持ちでこちらを見ていた。そわそわした様子はなく多動でもない。質問にははきはきと答えるが，難しい質問には困ったような不安げな泣きそうな表情を見せた。「楽しいことは何？」と尋ねると，「前はゲームが楽しかったけど，この頃は何も楽しくない」「学校の勉強も宿題も体育も，何をやってもうまくいかない」「みんなから悪い子って思われるのが嫌だから，学校は行きたいけど動けない」などの内容が聞かれた。「充電切れちゃって，がんばろうにもがんばれないって感じだよね」と尋ねると，頷いた。

▶▶▶経　過

「できていることだけ続ける」「がんばらないをする」などを合言葉にし，学校はお父さんもやった「特別休業」をすること，学校へはいじめの対応をお願いし，経過観察した。その後1カ月程度で状態は改善し，夏休み前には学校へも半日程度行けるようになった。夏休みは，「元気になり過ぎるとまた充電が切れちゃうから」と，慎重に過ごすことを約束した。

解　説

表1に，低年齢（思春期前）のうつについてキーセンテンスを挙げた。うつ，抑うつ状態，うつ病，気分障がい，感情障がい，双極性障がい，様々な疾患カテゴリーが成書に記載されているが，うつ（depression）はカテゴリーではなく，概念に幅を持つディメンジョンである。うつは気分（mood）を示す述語であるが，病的な状態と，そうでない状態の境界は不明瞭である。1980年代までは子どもにうつはないとされていたが，現在は，年少児にもうつは存在し，成人と同じ診断基準でうつ病も診断可能であるとされている。思春期前は2％程度の有病率が報告されているが，信頼できる疫学調査研究は行われていない。うつの症状は，「気持ちが落ち込む」「悲しい」「自分が悪い」「何もうまくいかない」「何をやっても楽しくない」などのうつ気分と，食欲低下や体重減少，不眠，朝起き不良，全身

表1 ● 「子どものうつ」を理解するためのキーセンテンス

1. 「うつ」はカテゴリーではなくディメンジョン
2. 子どもにも「うつ」はある
3. 症状の基本は「うつ気分」と「生物学的な症状」だが「行動」が鍵
4. 発症のリスクは「性別（女児）」「家族歴」「ストレスフルな出来事」「虐待」「慢性疾患」
5. 子どもには確立されたエビデンスを持つ治療法はない
6. 「十分な休息」「支持的な関わり」「環境調整」が基本
7. 「自然回復」を妨げない

倦怠感，立ちくらみやめまいなどの自律神経失調症状を代表とする身体症状が特徴である。年少児は気分の変調を言語化できない場合もあり，その場合は行動面の特徴が診断の鍵になる。うつの子どもの行動の特徴は，楽しそうでないようにみえる，悲しげな表情，動きの少なさなどであるが，多動や落ちつきのなさ，不注意，注意集中の困難，イライラや乱暴な行動など，ADHDと共通する行動がみられることも多い[1]。

発症のリスクとして挙げられているのは，女児であること，うつ病の家族歴，転居や愛着対象からの離別・死別，両親の精神疾患や貧困などのストレスフルな出来事（stressful life events），および身体的・性的・心理的虐待，身体的な慢性疾患が挙げられている[2]。うつの発症メカニズムは，生物学的素因と環境要因の相互作用と考えられている。ストレスを引き起こす出来事については，「何があったか」だけではなく，「その後何が起こったか」にも大きく左右される。

年少児の場合，うつの治療法は確立されていない。選択的セロトニン再取り込み阻害薬（selective serotonin reuptake inhibitor；SSRI）を適応拡大する動きもあるが，安易な薬物療法はするべきではない。第一選択は精神療法的なアプローチであり，その方法論は支持的であること，環境調整を積極的に行うことが挙げられる。十分な休息を取らせることで自然に軽快することも多いので，子どもの心に寄り添いながら経過観察するという姿勢が望ましい。

■Point

低年齢の子どものうつ（抑うつ状態）について解説した。子どもの言葉や身体症状から積極的にうつを疑うことは重要ではあるが，病態や経過および治療の効果などについて不明な点も多いため，治療は保護的に，支持的にすることが大切である。現時点で年少児に対して有効性や安全性が確立された薬物は存在しない。したがって，安易に薬物療法を選択せず，十分な休息を取らせることを第一義とし，子どもの気持ちにしっかり寄り添いながら，長期にわたって経過観察を続ける臨床的な姿勢が大切である。

● 文 献

1) 塩川宏郷：小児内科 38(増刊)：763, 2006.
2) Harrington R：児童青年精神医学(Michael R, 他編, 長尾圭造, 他監訳). 明石書店, 東京, 2007, p541.

ケーススタディ（番外編）

1. 症例紹介
【11歳の男の子，B君】
B君は不登校を主訴に初診した。家族歴，既往歴に特記すべきことはない。発達は正常で，現在小学校5年生。4年生までは学校適応も良好であったが，物静かなタイプで友人はあまり多くなかった。

小学校5年生になりクラス替えをしたが，隣の席になった子と相性が悪く，嫌がらせを受けている様子があった。5月の連休明けから体調不良（立ちくらみやめまい，気持ち悪い）を訴えることが多くなり，上履きを隠されるいたずらをされたことをきっかけに登校を渋るようになった。5月下旬からは朝起きられない，起きると頭痛や吐き気やめまいがひどいという状態になり，登校しなくなった。表情も暗く，食欲も低下したため当院を受診した。

初診時，本人は「立ちくらみやめまいがつらい，気持ち悪い」と訴えた。気持ちが悪くて何もやる気がしない，学校に行けと言われるとイライラする，学校には行きたいが起きるとめまいがして動けないとのことであった。担当医は「うつ」を疑い，まず休息をとること，がんばらないことなどを話し，学校にはいじめの対応などをお願いした。また，気分の障がいの改善のためにSSRIを眠前に処方した。

その後，B君は眠れるようになったが，立ちくらみや頭痛がさらに悪化し，ほとんど1日中を寝たきりで過ごすようになった。食欲はあるが食後の気分不快もひどく，便秘になった。夕方には症状がやや改善するが，ぼーっとしていることが多くなった。

B君はその後，起立試験で著明な異常を認め，重症型の起立性調節障がいと診断された。SSRIを中止し，塩酸ミドドリンを処方したところ，立ちくらみやめまいは改善し朝起きが良好になり，登校できるようになった。隣の席の子ともうまく付き合えるようになり，元気に学校生活を送っている。

2. 解説
うつ状態にみえる，あるいはうつ気分を引き起こす身体疾患について留意することが大切である。この症例のように，自律神経失調症状に対してSSRIは症状を悪化させることがあり，注意が必要である。そのほか，うつ気分と関連する疾患として，甲状腺機能亢進症，甲状腺機能低下症，糖尿病などの内分泌疾患を鑑別することが重要である。心の症状に注目するあまり，身体疾患への対応がおろそかになってはならない。

CASE 15
手洗いが止まらない──強迫性障がい

山崎 透

症例紹介

▶▶▶現病歴

【小学校6年生の男の子,A君】

A君が母親に連れられて相談に訪れたのは,小学校6年の9月であった。小学校6年の6月頃から,学校から帰ってくると手洗いに時間がかかるようになり,その後ちょっとしたことでも手を洗い,ハンドソープを1〜2日で1本使うようになった。また,トイレには1時間,入浴には2時間以上かかるようになってしまった。さらに,翌日の学校の持ち物の確認に長時間を要するようになり,深夜までかかるようになった。母親は早く切り上げるように声を掛けたり,「もう大丈夫」と保証したり,確認を手伝ったりしていたが,状況は改善せず,親子とも疲労困憊といった様子だった。

A君は幼稚園の頃から,大人の言うことをよく聞く真面目な「良い子」と評価されることが多く,引っ込み思案で自分から子どもたちの中に入っていくことは苦手であった。小学校入学後も真面目で成績は良かったが,親しい友人は少なかった。小学校高学年になり,「一生懸命勉強しても成績が上がらない」ことを苦にして,何となく元気がないことが多くなった。6年になりクラス委員になったが,他児が自分の指示を聞いてくれないと母親にこぼしていた。

▶▶▶治　療

初診後,外来で治療を行ってきたが,強迫行為のために睡眠不足となり,朝起きられず学校を休みがちとなり,そのことで親子が衝突することも多くなっていった。11月,「いい加減に切り上げたら」という母親の一言に腹を立てたA君が,母親をたたいてしまい,母親はショックを受けたようであった。筆者は,①生活リズムを改善する,②家族と距離を置く,③強迫症状について,どうやったら生活に支障がない程度に工夫できるかを一緒に考えていく,などを目的に児童病棟への入院を提案したところ,親子とも同意した。入院治療では,フルボキサミンを投与しながら,手洗いや入浴を「簡略化」する方法をスタッフとA君で一緒に考えていくことにした。また,12月からは病院内学級に通うようになり,レクリエーション活動にも参加するようになった。年末から外泊を開始し,病棟と同じように生活していくことを目標とした。

▶▶▶経　過

2月から原籍の小学校に試験登校し,強迫行為が自宅でも生活に支障がない程度に維持できたため,2月下旬に退院し小学校を卒業した。中学校生活は周囲の心配をよそに適応は良好

で強迫行為も増悪しなかったため，フルボキサミンを漸減・中止した。中学3年の現在も「人よりちょっと多く手を洗うくらい」で，A君も母親も気にならない程度で生活を送っている。

解説

▶▶▶強迫性障がいとは

強迫とは，「ある考え（強迫観念）や行動（強迫行為）が迫ってきて，考えまい，行うまいとするが，そうすればするほどその観念や行為が強く迫ってきて，それを止めると強い不安に襲われるため繰り返さざるをえない状態」「ある思考や行為が，随意的な自分の意志のコントロールを超えて，執拗に意識の中に進入してくる状態」などと定義される。

そして，こうした強迫観念や強迫行為のために，本人が苦悩していたり，時間を浪費したり（入浴に3時間以上かかる），社会的機能が著しく損なわれたり（何度も持ち物や時間割を確認するために学校に大幅に遅刻する，「汚れる」のを恐れるために学校に行けない），他者との人間関係を著しく損ねたりする（家族に「清潔に」することを強要し，それがうまくいかないと暴力をふるう），といった状況に陥っている場合に「強迫性障がい」と診断されることになる。強迫症状は大きくわけて強迫行為と強迫観念がある。

(1) 強迫行為

強迫行為には以下のようなものがある。

- 洗浄強迫：汚れることを極端に嫌い，頻回にあるいは長時間にわたり手洗い等を繰り返す。
- 確認強迫：忘れ物がないか，ドアの鍵をかけたかなど，何度も確認しなければならなかったり，通学時，電車のホームで誰かを突き飛ばしてしまったのではないかと心配になり，駅に事故がなかったかを繰り返し問い合わせる。
- 反復強迫：何か恐ろしい出来事や状況を避けたり，強迫観念を打ち消すために，決まった行為を一定回数繰り返す。

(2) 強迫観念

強迫観念とは，自分の意志とは無関係に頭の中に浮かんできて，止めることのできない思考や衝動で，具体的には以下のようなものが挙げられる。

- 唾液など体からの排泄物や，外界の「汚染された」物質などへの過剰な心配や嫌悪感を抱く。
- 天災や自分や親しい者の病気や死等，何か恐ろしいことが起こるのではないかと恐れる。
- 性的なことが頭に浮かんだり，他者への攻撃的な感情を抱いてしまう。

▶▶▶子どもの強迫性障がいの特徴

(1) 強迫行為と強迫観念

ケースによって，強迫行為・強迫観念のどちらが優勢かは様々だが，大まかにいえば，中学生以下では強迫行為が主体のケースが圧倒的に多く，青年期，すなわち10代後半になると強迫観念が主体となるケースの割合が増加してくる。ただし，両方の症状を合併していることも少なくない。

(2)「巻き込み型」と「自己完結型」

成田[1)]は，強迫性障がいを患者が1人で悩む「自己完結型」と，他者を巻き込む「巻き込み型」とに分類しているが，子どもの強迫性障がいでは「巻き込み型」が多数を占めている。これは，自我の未熟さゆえに，増大する不安を自己の内部で処理することができず，他者に依存し強迫行為を肩代わりさせることで不安を軽減しようとするためと理解できる。

(3) 前思春期の危機（**別掲**）

小学校高学年は，子ども時代から大人への最初の「曲がり角」であり，子どもの心には様々な不安や葛藤が生じやすい。強迫性障がいの発症の背後に，こうした前思春期の心性が関与していることが少なくない。

(4) 性衝動との関連

思春期，すなわち中学生年代になると，性衝動の高まりを自覚するようになる。この年代の強迫性障がいの背後には，性衝動をめぐる様々な感情（不安，恐怖，罪悪感）が存在することがある。また，性衝動にまつわる出来事が発症の契機となることもある。

▶▶▶強迫性障がいの治療・援助

次に，強迫性障がいの治療や援助について簡単に述べるが，強迫性障がいの診断（統合失調症との鑑別や広汎性発達障がいの合併など）および治療には専門的な知識や経験を要するため，子どもや家族が納得できるような形で，児童精神科などの専門機関へ速やかに紹介することが望ましい。

(1) 治療の基本的な考え方

強迫性障がいの子どもたちは，「自分が異常である」と診断されること，薬で「自分の性格が変わってしまう」「汚いと感じなくなってしまう」ことを恐れていて，医療機関を受診することに強い抵抗感を抱いていることも少なくない。したがって，彼らのこうした不安感を理解し，見立てや薬に対する丁寧な説明が大切である。

また，強迫症状を「問題行動」とだけとらえて，やめさせようとしても，うまくいかないことが

前思春期の危機

> 小学校高学年である前思春期の年代は，第二次性徴の始まりや衝動の高まりなどに加えて，ギャング・グループに象徴されるような「大人から自分たちへの価値観の転換」，自己と他者を客観的に比較する能力の発達による「等身大の自分がみえてくることによる自己像の危機」など，様々な変化が起こり，子どもから大人への「曲がり角」に差しかかる時期である。
> 真面目，几帳面，完全主義的，融通が利かないなど，いわゆる「強迫的な性格」の子どもは，大人の価値観に従い，すべてにおいて一生懸命努力することで，万能的な自己像をなんとか維持してこの年代にたどり着いていることが多い。こうした子どもにとって，大人の価値観から逸脱することや，「自分がそれほどでもない」と感じることは，なかなかしんどいことである。今までのやり方では生きていけない，かといって適当に手を抜いたり，軌道修正することもできない。
> 強迫性障がいの発症の背後に，こうした前思春期の発達課題が関与していることが少なくない。

多い。強迫症状には不安を静めたりするなど，肯定的な意味合いもあることを認識しておく必要がある。したがって，日常生活でやるべきことや楽しみにしていることが可能になる程度に「簡略化」したり，工夫していくことを支援していく，という姿勢で接していくのがよい。

(2) 薬物療法

現在，強迫性障がいの薬物療法としては，フルボキサミン（ルボックス®，デプロメール®）やパロキセチン（パキシル®）などの選択的セロトニン再取り込み阻害薬（selective serotonin reuptake inhibitor；SSRI）が第一選択薬として用いられている。ただし，SSRI投与により，希死念慮や自殺企図が増悪する場合があるので，希死念慮や自殺企図の既往のある子どもへの投与は，きわめて慎重に行う必要がある。そのほか，三環系抗うつ薬のクロミプラミン（アナフラニール®）や抗不安薬などが用いられる。

(3) 保護者への支援

前記のように，子どもの強迫性障がいは巻き込み型が多いため，強迫行為に保護者（主に母親）を巻き込む➡当初はそれに心から応えていた保護者も，その際限のなさに辟易してくる（嫌々付き合う）➡子どもは保護者のその気持ちを感じるため，付き合ってもらってもなかなか安心できず，ますます強迫行為がエスカレートする，といった悪循環に陥っていることが少なくない。また，彼らの「時間がかかる」行動に，つい先回りしてアドバイスしてしまい，子どもが強迫行為を1からやり直すためにますます時間がかかる，といった事態に陥っていることもある。したがって，保護者の苦悩を汲みながらも，こうした悪循環から抜け出していくための支援が大切である。

■Point

以上，子どもの強迫性障がいの特徴と治療・援助について，その概略を述べた。強迫性障がいの子どもの治療は，外来での治療を基本としているが，前記したように悪循環に陥って強迫症状がエスカレートし，子どもも親も疲弊して家族間の緊張が高まってくる場合もある。こうしたときにはA君の例のように，危機介入の1つとして入院治療への導入が検討されることになる。しかし，わが国においては，子どもの精神科の入院治療を行える医療施設は少なく，しかも発達障がいや行動障がいが中心の医療施設を除くと，強迫性障がいの子どもが治療を受けられる施設は限られており，わが国における子どもの精神科医療の大きな課題の1つとなっている。

●文　献

1) 成田善弘：強迫症の臨床研究．金剛出版，東京，1994，p35．
2) 山崎 透：精神看護エクスペール15 思春期・青年期の精神看護．坂田三允 編，中山書店，東京，2005．

CASE 16
解　離

杉山登志郎

症例紹介 ◇◇◇◇◇◇◇◇◇◇◇◇◇◇◇◇◇◇◇◇◇◇◇◇◇◇◇◇◇◇◇◇

▶▶▶ **発達・生育歴**

【小学校3年生の男の子，A君】

母親によれば，幼児期は落ちつきはないが多動ということはなかったという。幼い頃に父親から母親への激しい家庭内暴力（domestic violence；DV）があり，また本人も父親から激しい身体的な虐待を受けた。ちなみに，父親は子どもの頃は多動だったという。その後，両親は離婚したが，A君には小学校3年生頃から家庭でのお金の持ち出しがあり，学校や家庭内で暴れるといった問題行動が頻発した。

▶▶▶ **現病歴**

学校では，何か不愉快なことがあるとすぐに切れてしまって，注意されると教室から飛び出した。教室にとどまるよう教師に言われ，鉛筆を前の席の子の背中に刺すといった突発的な他害行動が生じた。家庭でも，切れると母親に「ウルセー，ババー」などの暴言を吐くことがあった。また母親に叱られて興奮した彼が包丁を握ったということもあり，既に家庭の躾では彼の行動を十分に止めることが困難になっていた。

その後，担任が新任の優しい先生になった。初めのうちは彼は新しい先生にまとわりついていたが，彼が同級生の女子に対し，衝動的に足で蹴り上げたことを先生から叱られたときに，「じゃあ死んでやる」と2階の教室の窓枠に足をかけた。先生が止めると，今度はハサミを振り回し大暴れとなった。隣のクラスの先生まで駆けつけて，大人3人がかりでやっと抑えた。この出来事の後，A君は母親とともに児童相談所を訪れ，そこからの紹介で当センター心療科を受診した。

▶▶▶ **診療時**

初診のとき，A君は落ちつかず，着席もままならなかった。しかし悪夢を繰り返し見るという訴えがあり，お化けの声がよく聞こえるという。また，ずっと多動というわけではなく，特に朝は不機嫌でむしろ動きは悪く，登校を嫌がった。学校に行くとそわそわと着席ができず，周囲の子どもにちょっかいを出しけんかになるという状況であることも明らかとなった。さらに，母親自身も，A君の幼児期にはよく手を上げていたことが明らかとなった。母親は，仕事に追われて，家に帰るのも遅く，また疲れ切っていることもあって，A君に対しては放置状態であるという。彼が暴れ出すと夫と重なってしまい，A君の気持ちを受け止める気にはならないという。母親は明らかに抑うつを呈していた。

▶▶▶診　断

　A君は注意欠陥/多動性障がい（attention-deficit/hyperactivity disorder；ADHD）の診断基準を満たしており，また反抗挑戦性障がい（oppositional defiant disorder；ODD）の診断基準も満たしていたが，お化けの声が聞こえるという解離性と考えられる幻聴があること，また明らかなスイッチング（人格が急に変わる現象，後述）が認められることなど明確な解離症状がみられ，解離性障がいと診断された。当センターでは親側のカルテも積極的に作り並行治療を行っている。母親のDVから生じたうつ病とPTSDの治療を行うために，母親にもカルテを作ってもらった。A君は家庭での治療は困難と判断されたため，入院治療となった。

▶▶▶入院・治療

　A君は入院直後からハイテンションが続き，同じ時期に入院した男児，女児と一緒に大声を上げて病棟内を走り回り，よく転んだ。また病棟から通う学校でも同様で，毎日のように飛び出しを繰り返した。しかし，スタッフの指導には被害的で，「ぼくだけ叱られる」とすねた。一方で，めまいや腹痛などを頻回に訴え，特定の看護師にはベタベタと甘えた。他児のカードを盗ったときに証拠を見せて問い質すと，突然にあくびをしはじめ意識が朦朧としてしまった。また一度病棟で大暴れをしたが，そのときのことは後に思い出せず，記憶の不連続が認められた。A君は気分の高揚や怪我，他児への威嚇や暴言が続くため，閉鎖ユニットに転室し薬物療法を開始した。用いた薬剤はフルボキサミン（ルボックス®，デプロメール®）25mgとリスペリドン（リスパダール®）0.8mg，さらにレボメプロマジン（ヒルナミン®，レボトミン®）10mgである。

　病棟生活では，看護師の指導で，ハイテンションになって大声が出始めたら自室で1人で深呼吸を行うようにしたところ，夜間の睡眠がやっと確保されるようになった。病棟での生活全体の治療に加えて，臨床心理士による精神療法も行われ，数カ月を経ると，記憶の断裂はなくなり，大暴れを繰り返す状態はほぼおさまった。入院後4カ月を経て試験登校を開始し，学校でもトラブルなく生活ができたことを確認して退院となった。

解　説

▶▶▶「解離」とは

　はじめに「解離」について少し解説を加えておきたい。解離とは，脳が器質的な傷を受けたわけではないのに，心身の統一が崩れ，記憶や体験がバラバラになる現象の総称である。心的外傷体験（トラウマ）のみで生じるものではないが，繰り返し受けたトラウマによって起こる精神症状のうち最も頻度が高いものの1つなので，子ども虐待などトラウマの臨床とは不分離の関係にある。

　この解離という現象を説明するのは，非常に骨が折れる。経験していない人に理解してもらうのは難しく，精神科医はともかく，身体の病気を扱う医師，さらに小児科医にですら，「解離なんて本当にあるの？」という質問を受けることは稀ではない。解離を説明すると

きに混乱する理由の1つは，その幅が大きいことである。多重人格を目の前で呈されれば，これは解離だと誰もが納得するのであろうが，特に子どもの場合は，渾然とした症状として現れることが多い。たとえば提示した症例の場合，よほど子ども虐待の臨床に慣れていて，様々なレベルの解離性障がいの症例に接している医師でない限り，おそらく解離の存在すら見逃す可能性のほうが高いと思う。

解離はまた人間だけの現象ではない。有名なのは，狸が驚いたときに仮死状態になる，いわゆる狸寝入りであるが，様々な動物において同様の解離現象があることが知られている。解離の大家であるパットナムによれば，解離症状は記憶障がいおよび解離過程症状の2群に大別できる。記憶障がいとしては，ブラックアウト（記憶が飛んでしまっている現象），遁走エピソード（気づいたらまったく別の町に行っていて，その間の記憶がない），技能知識水準レベルの動揺（ある時は高い能力を示すのに，ある時はまったくダメなど，日によって能力がコロコロ変わる），自己史記憶の空白（ある年齢の記憶がまったくない），フラッシュバック（突然にトラウマ記憶に襲われる）などがある。

また解離過程症状として，離人感（物事の実感がなくなってしまってとても苦しい現象），被影響体験（何かに操られているような感じ），解離性幻覚（お化けが見えたり，お化けの声が聞こえたりする），トランス体験（没我状態に陥る現象），交代人格状態（1人の人間に別々の人格が現れる現象），スイッチ行動（普段の子どもとは違った状態へとスイッチが切り替わる現象），解離性思考障がい（内なるお化けなどの声に邪魔されて考えがまとまらない）などがある。

▶▶▶解離性障がいの診断・分類基準

米国精神医学会の診断基準における解離性障がいを**表1**に示す。子どもの場合，圧倒的に多いのは，先に触れたように明確な形のものではなく，解離性同一性障がい類似の「特定不能の解離性障害1」で，ついで解離性健忘類似の「特定不能の解離性障害5」である。ちなみに提示した症例をDSM-Ⅳにしたがって診断すれば，やはり「特定不能の解離性障害1」に該当する。

▶▶▶ADHDとの鑑別

さて，A君は小児科医からは1度ADHDと診断を受けたことがあった。ただし，前記の

表1 ● DSM-Ⅳによる解離性障がいの分類

- 解離性健忘：特定の範囲のストレスの強い記憶の想起が不可能となる
- 解離性遁走：突然，普通の生活から離れて放浪し，その間の記憶がない
- 解離性同一性障害：2つ以上の人格状態が存在する
- 離人症性障害：実感の欠けた状態の継続
- 特定不能の解離性障害
  1. 解離性同一性障害に類似しているが基準を満たさないもの
  2. 成人の現実感喪失で離人症を伴わないもの
  3. 洗脳など長期にわたる強力で威圧的な説得を受けた人に起こる解離状態
  4. 解離性トランス状態
  5. 一般身体疾患によらない意識の消失，混迷，または昏睡
  6. ガンザー症候群（質問に対して大ざっぱな応答をする）

解離の特徴もまた認められた。一般的なADHDとA君のようなADHD様症状（ここでは解離が背後にある虐待系の多動を「ADHD様症状」とする）の類似点と鑑別点を**表2・3**にまとめた。被虐待児が多動性行動障がいを呈することはかねてから指摘されてきているが，ADHDとADHD様症状との鑑別はこれまで非常に困難とされてきた。

臨床像としては両者とも多動性行動障がいを示す。多動の起こり方としては，ハイテンションの形を取りやすいところも同じである。両者とも不器用が認められ，時間管理や整理整頓が非常に苦手であることも類似している。また，けんかをよく起こすことも類似している。しかしA君のような解離が基盤にあるADHD様症状の多動では不注意優勢型が多いのに対し，一般的なADHDは混合型が多い。これは解離があるとADHDの診断基準における不注意の項目で陽性となる項目が増えるので，不注意優勢型が多くなるためである。多動の生じ方は，ADHD様症状ではムラが目立ち，非常にハイテンションのときと，不機嫌にふさぎ込む状態とが交代でみられることが多い。特に夕方からハイテンションとなり，寝る前までそれが続く。これはおそらく，午前中は抑うつが強いからではないかと考えられる。それに比べて一般的なADHDは，眠くなると多動がひどくなるが，1日の多動にそれほど大きな変化はない。対人関係のあり方は，ADHDは単純で率直であるが，ADHD様症状は逆説的で複雑である[1]。

このように，解離の存在に注目して注意深く観察をすれば，ADHDとADHD様症状との鑑別は不可能ではない。特にこの鑑別が重要であるのは，この両者では有効な薬物療法がまったく異なるという事実があるからである[2]。

薬物療法は，一般的なADHDでは，メチルフェニデート（リタリン®）など中枢刺激薬

表2 ● ADHD様症状とADHDの類似点

- 臨床像：多動性行動障がいを示す
- 多動の起こり方：ハイテンションがある
- 器用さ：不器用
- 時間管理：スケジュールを立てることができない
- 整理整頓：きわめて苦手
- けんか：非常に多い

表3 ● ADHD様症状とADHDの鑑別点

	ADHD様症状	ADHD
臨床像	不注意優勢型が多い	混合型が多い
多動の起こり方	夕方からハイテンションになるなど，ムラがある	比較的1日中多動
対人関係のあり方	逆説的で複雑	単純で率直
薬物療法	中枢刺激薬無効，抗うつ薬と抗精神病薬有効	中枢刺激薬が最も有効
ODD, CDへの移行	非常に多い	比較的少ない
解離	注意してみれば非常に多い	みられない（あれば除外診断）

が第一選択薬として用いられる。しかし，このタイプの薬はADHD様症状の多動にはほとんど無効である。むしろ，選択的セロトニン再取り込み阻害薬（selective serotonin reuptake inhibitor；SSRI）少量と，非定型抗精神病薬少量のカクテルが有効な場合が多い。さらにODDや非行（conduct disorder；CD）への移行という問題は，ADHD様症状には非常に多いのに対して，一般的なADHDでは，ODDは時としてみられるものの，CDへの横滑りは比較的稀である[1]。

▶▶▶虐待によって引き起こされるADHD様症状

なぜ，被虐待児が多動になるのだろうか。最近の神経生理学的研究で，虐待を受けた児童に認められる脳の生理学的異常が明らかになってきた。

反復性のトラウマによって，注意集中と刺激弁別の異常が生じることが示された。つまり普通のトラウマ体験の場合には，そのトラウマに関連する刺激においてのみフラッシュバックが生じる。たとえば交通事故の被害者に，爆走する車のシーンで事故場面のフラッシュバックが起こるといった現象である。しかし子ども虐待のような反復性のトラウマの場合には，慢性的に強い刺激が繰り返されるために，脳は慢性の過覚醒状態となる。その結果，すべての外からの刺激に対して，内容にかかわらずフラッシュバックが引き起こされるようになる。つまり，被虐待児は，警戒警報が鳴りっぱなしの状態であるために，すべての刺激に検討を行わず，即座に過剰反応を呈するようになる。この状態は外から見ればハイテンションで落ちつかない，多動性行動障がいの臨床像となる。これこそ虐待によって引き起こされるADHD様症状にほかならない[2]。

■Point

解離性障がいは先に述べたように幅が広く，たとえば最近「リスカ」と呼ばれることのある青年期の患者にしばしばみられるリストカットの背後には，解離性の離人症がある。また，子どもでも明確な解離性同一性障がい（多重人格）を持つ例もあるが，このような場合の1つの特徴は，部分人格が人間とは限らず，しばしば犬や猫であることである。特に多重人格など重症の解離に結びつきやすいのは，性的虐待であることを記憶にとどめておいて頂きたい。わが国においてこれまで，性的虐待は児童相談所への虐待通報の3％ないし4％にすぎなかった。しかし，これは明らかに実態とはかけ離れている。今日のわが国の状況は，性的虐待の多発が明らかになり，社会的な大問題となった1985年前後の米国によく似ている。おそらく数年を経ずして，わが国でも性的虐待は大噴火を起こすのではないかと筆者は考えている。今日，開業小児科医，開業内科医などのプライマリケア医が最も遭遇することが多いのは，背後に解離があるADHD様症状を持つ子どもたちであろう。この子どもたちがADHDと誤診されている例をしばしばみかける。このことから，あえてA君の症例を取り上げた。

●**文　献**

1) 杉山登志郎：そだちの科学 6：72, 2006.
2) 杉山登志郎：子ども虐待という第四の発達障害. 学習研究社, 東京, 2007, p 74.

CASE 17

不登校・引きこもり

齊藤万比古

症例紹介 ◇◇◇◇◇◇◇◇◇◇◇◇◇◇◇◇◇◇◇◇◇◇◇◇◇◇◇◇◇

▶▶▶現病歴

【中学校1年生の女子，Aさん】

Aさんは夏休み過ぎから朝になると登校を嫌がって，しくしく泣いたり，布団から起きてこなかったりといった行動を示すようになったため，母親が引きずるようにして学校まで連れて行く毎日となった。Aさんは学校の門をくぐると，まるで何もなかったようにしっかりとした表情になり，出会った級友の語りかけにはむしろ元気すぎるくらいの反応をみせていた。そのため，担任教師は母親が心配するほど深刻な事態とは考えていなかったが，帰宅したAさんは見るからに疲れきっており，すぐにめそめそと泣き出したり，心細がっては母親に添い寝を求めたりしていた。

そんな日が1カ月ほど続いたある朝，Aさんはいつものように自分を揺り起こし学校へ送り出そうとした母親にこれまでになく激しく抵抗し，母親の腕を振り払い，足を何回も蹴りながら，「お母さんなんか何もわかっていない」と泣き叫んだ。いつもと違うAさんの姿に母親は登校させることを諦め，休ませることにした。数日の間，欠席のまま様子をみたが，朝になるとかたくなに登校を拒絶し，登校の時間が過ぎると母親に甘え始めるというAさんの状態に変化は生じなかった。不登校4日目の朝，心配した担任教師が家を訪れたが，Aさんは母親に怒りをあらわにし，担任教師の入室を拒絶した。

その頃からAさんは父親を避けるようになり，妹に母親が関わることを禁止するなどの横暴さを示すようになった。一方では，いつも母親がそばにいてくれないと心細くて耐えられないといった様子で，家の中を母親について回ったり，あるいは無気力なぼんやりとした表情でテレビを見ながら過ごしたりしていた。こうした不登校状態が数カ月続いた後に冬休みに入ると，Aさんはそれまでよりは明るい表情を見せるようになり，妹と言葉を交わしゲームを一緒にするといった変化を見せている。

3学期に入ると，再び以前と同じかたくなな姿勢を示すようになったため，両親は教育センターでの相談を開始した。中学2年生になっても不登校状態が続き，Aさんが「夜眠れない」と言ったり，ときどき手首を傷つけて「死にたい」と口にしたりするようになったことを機に，教育センターの紹介で，両親は児童精神科の受診を決めた。

▶▶▶受診時

母親に伴われて受診したAさんは，待合室でも診察室でも母親にピッタリと密着して座

り，医師の質問には母親の目をのぞき込むようにして代わりに答えることを促し，自分で答えるよう母親に返されると，表情を堅くしながら小声でイエス・ノーだけを答えていた。初診から数回の面談での母親の話とAさんの短い応答から，小学校6年のときにいつも一緒だった友人のBさんと中学校では別のクラスになり，新しい友人ができない学校生活が続いていたこと，ある日校内でBさんを見かけたが，Bさんは新しい友人と楽しそうに話していて，Aさんに気づいてくれなかったこと，クラスの男子から「暗い」と言われるようになったことなどの不登校開始直前の状況が明らかになった。既にこのような状態が10カ月近く続いており，幼児返り（退行）が著明であること，分離不安および軽度の抑うつ感がみられることなどから，精神医学的には中学校進学を契機とする「不安と抑うつ気分の混合を伴う適応障がい」と診断した。

▶▶▶治 療

この後，選択的セロトニン再取り込み阻害薬（selective serotonin reuptake inhibitor；SSRI）を中心とする薬物療法を続けながら，支持的精神療法（Aさんは徐々に主治医と2人だけで話すことを好むようになっていった），親カウンセリング，適応指導教室の紹介などを行ったが，Aさんは適応指導教室への参加をかたくなに拒否し，不登校状況が続いた。中学校3年への進級が目前に迫った2月頃から，主治医が提案した病院内学級への参加を目標とする入院に関心を示すようになり，中学校3年の5月中旬に児童精神科病棟への入院となった。入院後，Aさんは，既に入院していた中学生女子とすぐに親しくなり，数人で群れるようにして院内学級に参加したり，看護師などのスタッフに甘えたり，ときどき男子集団とゲームを見ながら談笑したりといった，お転婆な面を見せるようになっていった。Aさんに相談事をする女子も現れ，「相談なんて，したことあるけど，されるなんて思わなかった」と主治医に笑って話している。

▶▶▶経 過

夏休みも過ぎ，院内学級で高校進学が具体的に語られるようになった頃から，Aさんは外泊時も入院生活でできた親友と長電話をするなど，落ちついて過ごせるようになっていた。高校入試に合格したAさんは，胸を張って院内学級を卒業し，退院していった。その後2年間，Aさんは活動的な高校生活を元気に送っており，通院も高校2年の前半で終了している。

解 説

文部科学省の統計によれば，わが国の不登校児数は小学校で1000人に3～4人，中学校では100人に2～3人ほどとされる。子どもの間で最も一般的な社会現象の1つである。その多くはメンタルな苦痛を伴い，無視しがたい社会的損失を受けるという意味では，精神医学的症候ととらえることもできる。不登校の背景にある心性は，学校生活への著しい不安と緊張感である。そこから退行し，母親にしがみついたり，登校させようと焦る両親との緊張関係が生じたりする。

不登校の発現とその後の経過は図1のようにまとめることができる。不登校発現を心配されるほど緊張が高まり，様々な症候を呈する不登校準備段階を経て，不登校開始に伴う激しい混乱が目立つ不登校開始段階が始まる。そして，いつしか登校さえ迫らなければ穏やかに家庭で過ごしている引きこもり段階に移行し，やがて多くの不登校児は学校復帰につながる社会との再会段階へ動き始める。しかし，不登校の一部（不登校全体の10％ほど）には，頑として外の世界に出て行こうとせず，青年期の引きこもり状態にまで至っている一群が存在することも，心得ておく必要があるだろう。

Aさんの治療では，外来における精神療法が，揺れるAさんと両親を穏やかに支えた助走段階となり，入院治療は中断していた中学校のやり直しであると同時に，自分探し・自分づくりの旅の開始段階となることができたと考える。また，入院直後から両親に対して家族療法の観点による夫婦面接を開始し，両親はAさんの親という立場を離れて家族やその歴史を振り返ることを続けた。それにより両親間の信頼関係が再建されたことは，Aさんが学校への不安・緊張感を乗り越えるための，そして自分探しへと向かう自立心を培うための支援となったようである。

なお，SSRIの投与を中心に行った薬物療法は，不安・焦燥感に抑うつ状態が加わってきた状態像に対する対症療法的なものであり，不登校治療ではあくまで副次的な治療技法にとどまっている。

▶▶▶不登校の分類

筆者はこれまで，子どもが不登校に陥っていく経過で優勢であった学校での活動や人間関係に対する対処姿勢の特性を評価し，5種類のサブタイプに区分することを提案してきた。

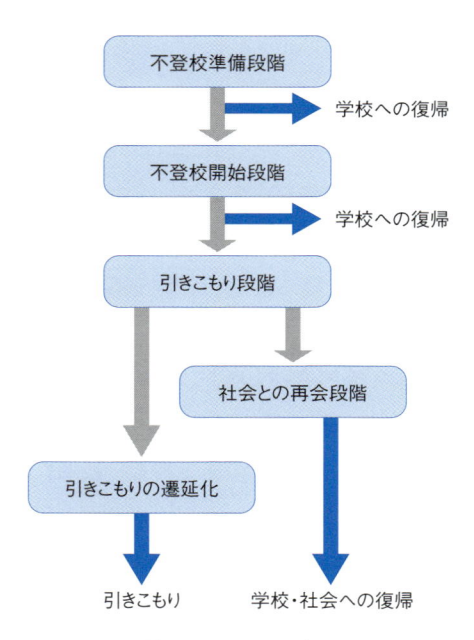

図1 ● 不登校の発現とその後の経過

このサブタイプは，不登校の展開における社会との再会段階で個々の子どもが出会う葛藤の種類を支援スタッフに教えてくれ，子どもと社会をつなぐための支援法の選択や工夫の根拠を与えてくれることが期待できる。

第一のサブタイプは「過剰適応型不登校」である。このサブタイプがふさわしい子どもは，プライドが高く，欠点があらわになることを恥として隠し，適応的であることを強調する傾向が目立つ。不登校は，恥をかいたり失敗をしたと感じる体験の直後や，こうした過剰適応的姿勢に疲弊した結果として出現しやすい。

第二のサブタイプは「受動型不登校」である。学校やクラスの雰囲気に圧倒されて萎縮し，不安感が亢進した子どもが，その不安や恐れに耐えられなくなって陥る不登校である。

第三のサブタイプは「受動攻撃型不登校」と呼ぶべきもので，幼い頃から続いた大人の過剰な干渉に対する思春期的反抗心の表現法として，大人が期待する努力を放棄するという自虐的で自己破壊的な姿勢を選択し，その結果が不登校であるような場合に当てはまる。

第四のサブタイプは「衝動型不登校」であり，体質的衝動性の高さのために，あるいは強い見捨てられ抑うつを抱えているために，仲間関係の場における衝動統制に失敗し続け，仲間から拒絶され孤立した子どもの不登校である。

そして第五のサブタイプは，以上のいずれにも絞り込むことができない「混合型不登校」である。

このようなサブタイプは，診断・評価過程の早い段階で，不登校発現経過と，以前からの学校における様子や友人と一緒のときの振舞いに関する情報から，ある程度評価が可能である。サブタイプの適切な評価に成功すると，その後の治療・援助過程に必要な配慮や，社会との再会段階での支援法の決定に大いに役立つことになる。

Aさんの場合は，当初から典型的な過剰適応型不登校の形をとっていることが明らかであった。その評価があったため，入院治療において治療スタッフは，Aさんの新たな挑戦への緊張感と，それを表に表せないプライドの高さに注目することができ，一貫して不用意にAさんの顔をつぶさない配慮をしつつ，背景に存在する不安を支えることができた。

■Point

以上のように不登校の治療・援助は，再登校の有無に一喜一憂することなく，不登校を通じて子どもとその家族が変化していく過程を大きく支える，広い視野での取り組みでなければならない。

●文　献

1) 齊藤万比古：不登校の児童・思春期精神医学．金剛出版，東京，2006．
2) 不登校対応ガイドブック．齊藤万比古 編，中山書店，東京，2007．

CASE 18
立ちくらみ・めまい・頭痛——起立性調節障がい

田中英高

症例紹介

▶▶▶現病歴

【中学生の男子, A君】

A君は, もともと思いやりのあるおとなしい子であったが, 中学生になり突然, 非行を繰り返すようになった. 中学2年生の春から, 動悸, 朝起き不良などの体調不良を感じるようになり, 授業をエスケープしてうろついたりした. また恐喝まがいの行為もみられたため, 学校側はA君の体調不良は非行からの言い逃れであり, 仮病であると判断していた. 子どもの行動矯正を目的に, 保護者がA君を強引に受診させた.

▶▶▶受診時

A君の症状をよく聞いてみたところ,「座って授業を聴いていると, 気分が悪くなるので授業をエスケープする. 保健室に行っても仮病と言われるので学校を抜け出す. 先生や友達も信用してくれないので腹が立つ」という内容であった.

問題行動は脇に置いてもう少し症状を聞くと, 数分以上, 座ったり起立していると身体がだるくなるが, 横になったりうろうろすると楽になる, 立ちくらみがする, 朝はとてもだるいが夕方からは元気になり, 夜は目が冴えて眠れない, 頭がぼーっとして頭痛もあり集中力がなくなってイライラする, と訴えた.

▶▶▶診断

非観血的連続血圧測定装置(フィノメータ)を使った起立試験の結果, 体位性頻脈症候群(後述)と診断され, 起立時の前頭部酸素化ヘモグロビンの低下が顕著であった. バイオフィードバック効果を狙って本人に起立試験のデータを示したところ,「俺, 病気やったんか. 先生, これからも(病院に)来るよ」と治療意欲が湧いたようだった. A君は生来, 真面目で親の言うことをよく守る子どもであった. 幼少時から過度に自己を抑圧した結果, 強い内的葛藤が生じており, それが思春期の自律神経系に変調をもたらし, 起立性調節障がい(orthostatic dysregulation;OD)が発症したと考えられた.

▶▶▶経過

家族と学校に,「A君の体調不良の原因は起立性調節障がいという身体疾患であり, その中の体位性頻脈症候群と診断した. 仮病や怠けによる症状ではない. 病気は病気として, 非行と区別して対応するように」と指示した. その結果, 学校側はA君に対して拒否的, 管理的な対応を改め, 疾患を持つ生徒としての配慮を行うようになった. 1カ月後, 薬物

治療で身体症状がかなり改善すると同時に，A君の問題行動は少なくなり，学校での問題行動も激減した。

解　説

▶▶▶ ODとは

ODは心理社会的背景が関与する心身症であるが，怠けや仮病と間違われやすい。

ODは思春期に好発する自律神経失調症の1つであり，中枢性・末梢性自律神経，末梢循環，栄養状態などの身体的諸条件と，心理社会的背景が深く関与する心身症である。症状は，A君にみられたように起立失調症状や精神症状が主体となる。

ODでは脳循環不全（脳血流の低下）が指摘されているが，それは坐位で増強し，起立ではさらに悪化する。なぜなら，坐位や起立では下半身に血液プーリングが生じて心拍出量が低下するからである。また，A君は午前中に保健室でごろごろしていたが，それは無意識に行っていた脳血流維持手段であったと考えられる。治癒後には保健室に行く頻度が少なくなった。さらに，坐位や起立による脳血流低下は，歩行などの下肢の筋肉運動で改善するため，授業中にしんどくなるとエスケープしてうろうろすることにもなった。これも治癒後には改善していた。

OD児の行動面だけをみていると，無気力で身勝手で怠け者のようにみえるが，自律神経系による生体調節機能の低下というODの基本病態を知ると，問題行動も理解できる部分がある。診察医はODの病態生理を理解した上で，OD児の症状を詳細に病歴聴取をする必要がある。

▶▶▶ ODのサブタイプ

ODには循環反応の異なるサブタイプがある。

非観血的連続血圧測定装置（フィナプレス，フィノメータなど）が診療現場に導入された。その結果，起立時の循環反応には数種類の異なるサブタイプ，すなわち起立直後性低血圧（軽症型，重症型），体位性頻脈症候群，遷延性起立性低血圧，神経調節性失神などが同定された。これらのサブタイプを判定する必要があるのは，それぞれによって薬物療法が異なるからである。

起立直後性低血圧（instantaneous orthostatic hypotension；INOH）は，ODに最も多いタイプであり，全体の19％を占める。起立直後の立ちくらみ，めまい，浮遊感，頭痛などが特徴的な症状である。起立直後の強い血圧低下と血圧回復時間が25秒以上と遅延する。また，軽症型と重症型があり，重症型では起立後に15％以上の収縮期血圧の低下が持続する。軽症型は主に動脈系障がいであり，これに静脈系障がいが加わると脈圧の狭小化，頻脈を伴い，重症型となる。

体位性頻脈症候群（postural tachycardia syndrome；POTS）は，起立時に頻脈と起立失調症状をきたす疾患であり，INOHについで多いサブタイプである。起立時の脈拍が115／分

以上，または起立後の心拍数増加が35／分以上である。起立直後の立ちくらみは顕著ではないが，頭痛や倦怠感が強い。

遷延性起立性低血圧（delayed orthostatic hypotension；DOH）は，起立直後にみられる血圧反応は正常であるが，起立数分以後に血圧が徐々に下降し，起立失調症状の出現と15％（または20 mmHg）以上収縮期血圧が低下する場合であり，頻度は少ない。静脈系の収縮不全が原因と考えられ，脈圧の狭小化が生ずる。

神経調節性失神（neurally mediated syncope；NMS）は，起立中突然に収縮期，拡張期の血圧低下と起立失調症状が出現し，顔面蒼白となる。徐脈を生ずることもある（血管迷走神経性発作）。起立中の頻脈により空打ち状態となって，その刺激で反射的に生ずるとされている。前三者の経過中に生ずることもある。

これらのサブタイプを判定するために，新しい起立試験法が開発された（日本小児心身医学会の「小児起立性調節障害診断・治療ガイドライン2005」を参照）。起立試験はできる限り午前中に行うことが望ましい。いずれの異常も認めない場合には，日を改めて再検査し，それでも異常がなければ，心因反応か不登校を考えて，その対応を行う。

▶▶▶ 心理社会的背景を考慮した支援

ODでは密接な心身相関があるので，心理社会的背景を考慮した支援は重要なポイントである。ODは，生物学的機能異常（体）と心理社会的因子（心）が様々な程度に混ぜ合わさった，幅広いスペクトラムからなる病態であり，治療者はその両者がODの病状にどの程度関与しているのか，しっかりと見立てた上で治療に当たることが大切である。

多くの症例で，友達からのいじめ，学校教師の無配慮，学業の低下（ODが原因となることも多い），家族内問題，感冒に罹患などが引き金になって症状が顕在化することはめずらしくない。生来の過剰適応性格による自己抑圧と，もともと存在した自律神経系の不安定性が思春期になって臨界状態に至り，新たに加わった心理社会的ストレスでついに吹き出したと言える。実際に，ODの約半数に不登校が併存し，また不登校の3〜4割がODを伴うことから，ODの治療においては，身体面ならびに，見えにくい心理社会的背景に慎重にアプローチしていく姿勢が必要である。

ただし，「小児起立性調節障害診断・治療ガイドライン2005」に繰り返し記載されているように，環境調整はきわめて重要であり，「ODは心身症であるが，身体的治療から開始する。周囲の大人はODは怠けや仮病ではないと認識」することが原則である（図1）。

中等症・重症ODにみられる心理社会的問題のからくり

中等症以上のODでは，ほとんどの症例で二次障害を起こしています。OD児は自分の身体症状に対して強い不安を感じています。立ちくらみ，強い倦怠感や持続する不眠への不安，学業の遅れに対する焦りがみられます（一次障害）。

ところが，保護者や家族，あるいは学校に理解が乏しいと，午後には外見上は元気な子どもを「怠け者」「仮病」などと拒否的な見方をします。さらに，子ども自身に親に対する依存欲求不満がもともと潜在したり（注），あるいは友人とのトラブル，学校側とのトラブルという心理社会的背景があると，子ども自身が周囲に対して不信感を持つようになります。その結果，精神不安定，家族関係の悪化，社会からの孤立，ひいては長期のひきこもりに至ることがあります（二次障害）。

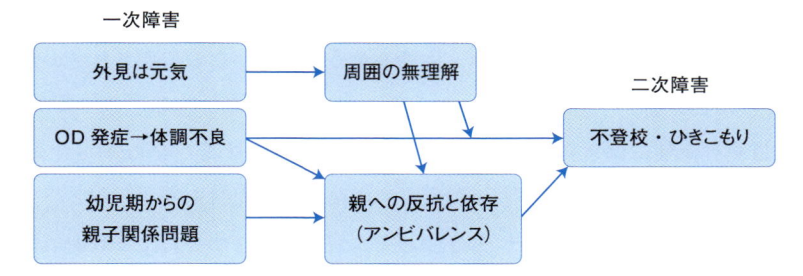

```
一次障害
[外見は元気] ──→ [周囲の無理解]              二次障害
[OD発症→体調不良] ──────────────────→ [不登校・ひきこもり]
[幼児期からの      ──→ [親への反抗と依存
 親子関係問題]          （アンビバレンス）]
```

（注：OD児は幼少時から過剰適応な性格傾向で，親の手を煩わすことが少なく，依存欲求を満たしていないと指摘されている）

環境調整のコツ

「環境調整」といっても，特殊な方法は必要ありません。

両親あるいは家族に病院に来てもらい，ODの発症機序を十分に理解させます。このとき，患者自身の血圧記録を示して説明すると説得力があります。

治療には長期間（2～3年）を要するケースもあるが，必ず回復するので決して焦らず「子どもを信じて見守る」ことの重要性を説明します。

学校との連携を強化して，担任，養護教諭，校長にもODの病態を説明し，理解を求めます。学年が変わる4月には，新しい担任にも説明をします。

図1 ● 起立性調節障がいにおける環境調整のポイント
（「小児起立性調節障害診断・治療ガイドライン2005」より引用）

■Point

ODは，立ちくらみ，頭痛，朝起き不良，全身倦怠感，集中力低下があり，怠けや仮病と間違われやすい。心理社会的背景が関与する心身症であるが，起立時の血圧，心拍変動の違いからいくつかのサブタイプがあり，それぞれの病態生理を理解した身体的治療を行う必要がある。不登校の3～4割にODが併存するので，十分な病態理解と正しい対応ができるように学校と連携を行い，引きこもりなどの二次障がいが起こらないような配慮が必要である。

CASE 19

拒食症・その他の食行動異常

清水 誠, 生田憲正

症例紹介

▶▶▶ケース1

【13歳の女子, Aさん】

Aさんは小さい頃から手がかからず, 成績もよく, 先生からも信頼されていた。友達から「太ってるんじゃない？」と言われたのがきっかけで, 6カ月前よりダイエットを始めた。最初は母親も深刻にはとらえていなかったが, この6カ月間で46kgあった体重が39kgまで減少し, 学校健診でも指摘され, 母親も心配になり小児科を受診した。

受診時は表情変化に乏しく, うつむきがちで, 言葉も少なかった。一般血液検査では異常を認めなかったが, 身体所見では徐脈（心拍数42/分）, 四肢末梢の冷感, 皮膚の乾燥を認めた。また, 11歳よりあった月経も3カ月前から止まっていた。

医師は栄養失調の症状として, 脈が遅くなる, 血圧が下がる, 体温が下がり手足が冷たくなる, 毛深くなる, 胃腸の動きが悪くなることによる便秘・腹痛, 髪の毛がぱさぱさして抜けてくる, 脳萎縮による精神症状としてイライラしやすくなる, 怒りっぽくなる, 気分が落ち込んで急に悲しくなる, 集中力が低下してくる, こだわりが強くなるなどの症状を説明し, 当てはまる症状についてAさんと確認し合った。また, 体育はしばらく休むこと, 食べ方は好きなものを好きなだけでよいので, 1週間後の外来受診までに体重を減らさないことを約束し, これ以上体重が減少するようなら入院も必要になりうることも伝えた。母親には, 食事中は病気や食事の話題や緊張の高まる話はしないよう, 普段は友達のこと, 学校のことなどいろいろ話を聞いてあげるようアドバイスした。Aさんは, 家庭や学校では自分の気持ちを抑え, 人に合わせて行動していたが, 治療が進むにつれて徐々に母には学校での出来事を話したり, 時には甘えたり, 怒ったりと, 自己表現できるようになってきた。早くから自立し, 手がかからなかったが, 実際は自分の気持ちを抑え, 人に合わせて行動しているだけであった。時にはAさんの要求は度が過ぎることもあったが, 両親は「ここまで」と限界設定を行いながら対応した。そしてAさんは, この病気を通して自己表現ができるようになった。高校生になった頃には月経も再開し, 楽しい高校生活を送っている。

▶▶▶ケース2

【10歳の女の子, Bさん】

Bさんはとても痩せており, 顔色も悪かった。学校もしばらく休んでいた。体重減少を認

めたため学校医はBさんを拒食症と考え，小児科医に紹介した。アセスメントの結果，拒食症ではなく食物回避性情緒障がい（food avoidance emotional disorder；FAED）であることが明らかになった。小児科医が「自分の体についてどう思う？」と尋ねると，Bさんは「痩せていると思う」「友達から痩せていると言われて嫌。もっと太りたいのに」と答え，このままだと不健康で，体重も増やす必要があると考えていた。しかし，Bさんはどうしても食事量を増やすことができなかった。また抑うつ的だったが，気分障がいの診断基準は満たさなかった。

Bさんはもともと話をよくするタイプでもなく，現在の困難が何に起因しているのかを洞察することも難しかった。しかし，低体重であるということは確かなことであった。母親には，Bさんの現在の食べられない状態を責めないこと，たとえBさんが現在の状態になっている理由がはっきりしなくとも，Bさんを理解するように努め，彼女の興味や強さに焦点を当てて励ますように努めることを話した。

Bさんが食べることができない納得のいく理由が家族にはわからなかったため，最初は家族がそのように接することは難しかった。しかしBさんが，今のところ言葉に置き換えて表現できない，あるいは話す準備ができていない何かがあり，葛藤していることは確かである。治療が進むにつれて，Bさんが自分の体の健康を回復できるよう援助するという役割を家族もしだいに受け入れていった。

▶▶▶ケース3

【8歳の男の子，C君】

C君は生来健康で，今までは普通に食事をとり，成長も問題なかったが，4週間前より固形物を食べないことと，体重減少のため来院した。C君は4週間前に，家族と乗車中にポップコーンをむせ込み嘔吐した。それ以来，柔らかい物は食べることができたが，硬い物を食べることができなくなった。食事時間は家族にとって葛藤の高いもので，母親は必死に食べさせようとしたが，C君は飲み込むことの恐怖を訴え，かたくなに拒否した。また食べ物を喉につまらせる夢を頻回に見たため，母親と一緒に眠りたがった。

来院時にはC君の体重は4kg減少していた。入院し耳鼻科的診察を含めた身体診察，さらに頸部・胸腹部X線検査や食道造影，内視鏡検査，食道内pHモニタリングなどの検査を行ったが異常を認めなかった。そのうちに柔らかい物も食べることができなくなってきた。

食事の際には「飲み込むのが怖い」と訴え，特に硬いものを食べると喉に詰まって死ぬのではないかとC君は考えた。母親にはC君と一緒に食事をするときはリラックスした雰囲気で食事をし，強要しないよう話した。また，C君に男の子の絵を描いてもらい，小児科医はそれに食道・胃・気管・肺の絵を描き加え，これらの機能や，食事を喉に詰まらせたときにはどんなことが起こるのかを，C君が安心感を持てるように説明した。

C君は飲み込みの恐怖はあったが，治療には意欲を示した。小さな氷を口に含ませ，液状

になったものを飲み込む練習から始めた。飲み込みに成功すると医師，看護師は本人をほめた。次に液状のもの（ジュースなど），柔らかい加工食品（アイスクリーム，ヨーグルトなど），かむと砕ける固形物（クッキーなど），かむ必要のある硬い固形物（牛肉，鶏肉など）と順番に段階的に少しずつ進めた。

C君は，入院4週間後にはすべての食べ物を以前と同じように食べられるようになり，退院した。その後は学校にも通い，何の問題もなく生活している。

解説

▶▶▶ケース1

Aさんは神経性食欲不振症（anorexia nervosa；AN）である。DSM-Ⅳ，ICD-10の診断基準の子どもへの適応は問題点も指摘されており，小児・思春期には**表1**の診断基準が提唱されている[1, 2]。成長期にある子どもでは体重増加がみられないこと自体が異常であり，成人での体重減少と同等の意味を持つ。食物を避ける理由として典型的には肥満恐怖を訴

表1 ● 小児・思春期の摂食障がいとその関連疾患

1. 神経性食欲不振症（anorexia nervosa） ・頑固な体重減少 　（例：食物の回避，自己誘発性嘔吐，過度の運動，下剤の乱用による） ・体重もしくは体型への異常な認知 ・体重もしくは体型，食物もしくは摂食への病的な没頭	5. 制限性摂食（restrictive eating） ・年齢相応の通常の摂食量よりも少ない ・量以外は正常な栄養内容の食事 ・体重や体格への異常な認知がない ・体重や体格への病的な没頭がない ・体重は軽く身長は低い傾向にある
2. 神経性大食症（bulimia nervosa） ・反復性のむちゃ食いと排出 ・制御できないという感覚 ・体重もしくは体型への異常な認知	6. 食べ物拒否（food refusal） ・一時的，間欠的，状況依存的な傾向 ・体重や体格への異常な認知がない ・体重や体格への病的な没頭がない
3. 食物回避性情緒障害 　（food avoidance emotional disorder） ・食物回避 ・体重減少 ・気分の障害 ・体重や体格への異常な認知がない ・体重や体格への病的な没頭がない ・器質性脳疾患，精神病，違法な薬物使用，副作用に関連する処方薬によるものではない	7. 機能的嚥下障害および他の恐怖症状態 　（functional dysphagia and other phobic conditions） ・食物回避 ・飲み込み，窒息，嘔吐の恐怖 ・体重や体格への異常な認知がない ・体重や体格への病的な没頭がない
4. 選択的摂食（selective eating） ・狭い範囲の食物（少なくとも2年間） ・新しい食品を摂取しようとしない ・体重や体格への異常な認知がない ・体重や体格への病的な没頭 ・体重は軽くても正常でも重くてもよい	8. 広汎性拒絶症候群 　（pervasive refusal syndrome） ・食べること，飲むこと，歩くこと，話すこと，またはセルフケアの激しい拒絶 ・援助への頑固な抵抗

（文献2より改変・引用）

えるが，満腹感，嘔気，腹痛，食欲がない，飲み込めないなどの理由を訴えることもあるので注意する。前思春期発症のANは心理的退行の形をとり，周りの注目や関心を引きたいというタイプが多いが，思春期の発症では典型的なANでみられる痩せ願望を持つタイプが増えてくる。診断は本人だけでなく，家族・学校からの情報も考慮し，総合的に判断する。

ANは生命への危機を伴うほど重篤であるにもかかわらず，疾患の深刻性を否認し病識に乏しいことがしばしばある。それに加え飢餓により生じる精神症状（集中力低下，抑うつ，無気力）が加わり，治療初期には恐怖・拒否も強いことが多い。まずは親・患者との良好な治療同盟を結べるかが治療成功の最も重要なポイントとなる。子どもの治療への拒否感が強い理由として，「自分の食行動を批判されたり強制的に治療されるのではないか」「治療によって太らされるのではないか」と考える。これらの気持ちを考慮した上で面接することが肝要である。

また成長曲線は，早期発見，発症時期や予後の推定，身体評価，治療に役立つので必ず作成する。周囲が体重減少に気づく数年前より徐々に体重減少をきたしていることや，過去にも体重増加不良のエピソードがあることが成長曲線から明らかになることもしばしば経験する。

大抵のANの子どもは，自分自身の行動変容に両価的（アンビバレント）な気持ちを抱いている。当初は治療への拒否が強いため，表面的には「病識の欠如」ととらえがちであるが，治療初期の目標はANのもたらす損失への自覚を高める点にある。患者の治療への動機づけとして，初期には栄養失調に伴う身体症状・精神症状を子ども・親と丁寧に確認し合うとよい。治療とともに本人のモチベーションの高さの段階も変化するので，それらを常に評価しながら，それに合ったアプローチをとる。

食行動異常とそれに伴う本人の言動は，病気の症状として対応する。患者の治療への抵抗と消極的態度は治療の妨げになりうるため，基本姿勢としては共感的に接し，傾聴し，患者自身の持つ動機づけを引き出すことを基本にする。痩せ願望・肥満恐怖などについても患者との直接的な説得・論争は避けたほうがよい。

また，治療過程で起こる子どもの変化を意識しておくことは有用である。第一段階では食行動異常が前面に立つが，治療が進むと第二段階として自己主張，陰性感情の表現ができるようになってくる。これは，わがまま，甘え，攻撃性として表れ，親，時として医療者にとっても，その対応に最も苦渋する時期であるが，この段階は回復に必要なステップである。親には前もって説明しておくとよい。第二段階の言動が減少してくると，徐々に年齢に適した感情表現ができるようになってくる。

▶▶▶ケース2

BさんはFAEDである。FAEDは食物回避を主症状とし，根底に気分の障がい（軽度の抑うつ，全般性不安，強迫・恐怖症の形をとるが，その診断基準は満たさない）を伴う。具

合は悪そうで，低体重だけでなく成長障がいを伴うことも多い。ANでみられる体重・体型へのこだわり，ボディイメージの障がい，体重増加への恐怖などは持たないため，ANとは診断できない。ANと同様，低体重に付随する身体合併症を伴う。もともと身体疾患を持つ児で，疾病への情緒的反応として食物回避が進展することもある。しばしば家に居たがり，学校に行きたがらず，友達との接触も避けたがることがある。

FAEDの治療はANと共通点も多い。相違点は，抑うつ・不安・強迫症状を治療するために薬物療法が必要になる場合も多いことである。女児に多く，全体的に予後はよいと言われているが，実証的な予後調査はまだ行われていない。

▶▶▶ケース3

C君は機能的嚥下障がい（functional dysphagia，食物恐怖）である。飲み込み，窒息，もしくは嘔吐の恐怖のため，不安が高まり普通に食べられなくなる。塊の多いもの，固形物など特定の外観・質感の食べ物を特に避ける傾向がある。

多くのケースでは，飲み込みや窒息の恐怖を持つようになった同定可能なきっかけがある。たとえば，食べることの強要，トラウマティックな消化管検査，食中毒や下痢症，人前での嘔吐，食べ物を喉に詰まらせる，他人が食べ物を喉に詰まらせる場面の目撃など，何らかのきっかけで食べることへの恐怖感を持つようになり，それまでは何の困難もなく食べられた物が食べられなくなる。ANでみられる体重・体型への没頭やボディイメージの障がいは認めない。

食べることを強制するのは逆効果である。治療には忍耐と根気が必要で，本人の食べられるものから少しずつ進めていくことが肝心である。まずは安心感・安全感を持たせ，段階的に本人の食べやすいものから本人のペースで進めていく。恐怖に対しては年齢に合わせた認知療法，リラクゼーション法などを取り入れる。

■Point

子どもにみられる摂食障がいは，成人と比べて非典型的で，DSM-Ⅳ，ICD-10などの既存の診断基準には当てはまらない。一般に認められ，満足いく子どもの摂食障がいの診断用語は現在のところないが，叙述的な用語が臨床的には今のところ有用であろう。

子どもの摂食障がいには従来から言われているAN，神経性大食症などがあるが，表2に示すような発症時期の違いもあり，これら異なるタイプの摂食障がいの相互関係はいまだ必ずしも明らかではなく，オーバーラップもみられる。拒食と体重減少を認めたとしても，体重・体型への異常な認知や病的な没頭が明確にならない限りは，ANの診断には慎重であるべきであろう。

表2 ● 小児期発症の摂食の問題

	pre-school	school age	adolescence
神経性食欲不振症	×	○	◎
神経性大食症	×	○	◎
広汎性拒絶症候群	×	◎	○
食物回避性情緒障がい	×	◎	○
機能的嚥下障がい	×	◎	○
選択的摂食	◎	◎	○
制限性摂食	◎	◎	○
食べ物拒否	◎	○	×

◎：この年齢層でよくみられる，○：この年齢層でときどきみられる，
×：この年齢層ではみられない

（文献1より引用，改変）

● 文　献

1）清水 誠, 他：医学のあゆみ 217：953, 2006.

2）*Anorexia nervosa and related eating disorders in childhood and adolescence.* ed by Lask B, *et al*, 3rd ed, Psychology Press, London, 2007.

CASE 20
転換性障がい

井上登生

症例紹介

▶▶▶現病歴

【9歳の女の子，Aちゃん】

Aちゃんは運動会の練習中に左足首を捻挫，そのときは安静と湿布程度で軽快した．1カ月が過ぎ，運動会も終了したのに尖足位で歩くことに家族が気づき，市中整形外科病院を受診．骨折，その他の異常もなく，筋肉痛と診断された．その後も症状の改善なく，市中総合病院小児科，整骨院など多数受診し，最終的に子ども病院神経科を受診した．家族の強い希望もあり，入院の上，筋電図，髄液検査，MRIを含む種々の痛みを伴う精査を2週間以上かけて行い，すべて正常範囲であったため，心因性のものと診断された．

そのとき，これは家庭環境が原因で，特にお母さんの接し方が厳しすぎると指摘された．さらに，長期間の入院はよくないので，すぐ退院してほしいと説得され，退院となった．入院中，症状はいくらか軽減していたが，退院して4～5日で急速に悪化．それでも登校は続けていたが，膝歩行から坐位保持も困難となり，再度大学病院整形外科受診後，同病院小児科のこころの相談部に紹介され，入院した．

▶▶▶入院時

表情は硬く，診察のために近づくと身体を硬直させ，冷や汗をかいていた．問いかけに対しても，薄目の状態で，首をわずかに動かすなどの最小限の意思表示のみであった．下肢は常に尖足位のため筋肉全体が緊張し，圧痛を訴え，無理に坐位をとらせる，あるいは立たせようとすると，力が入らず崩れ落ちてしまった．神経学的所見は異常なかった．前医での検査情報を集め，必要最低限の検査を行ったが，異常を認めなかった．以上のことより心因性と判断した．

▶▶▶入院後

心因性の病気であるとは本人には告げず，Aちゃんの訴える症状に耳を傾けた．その上で，乳児の発達と同じように坐位，立位，歩行と徐々に改善していくこと，廃用性萎縮を避けるためにもリハビリテーションが必要であることを説明し，Aちゃんの了承の上で，マッサージ，加重訓練を行った．養育者にもAちゃんの訴える症状は心因性であると頭から否定するのではなく，Aちゃんの訴える症状を尊重しながら，親子の身体的・精神的触れ合いを医師や訓練士とともに増やしていくよう指導した．同時に，入院中の他児が行う親子や子ども同士のやりとりを見て，Aちゃんが口にする自分の家庭内での様子や，Aちゃ

んの視点から見た両親や他の兄弟との関係について整理しながら環境調整を行った。

入院後6週ほどして，支えがあると1人で歩行できるほどに症状の改善をみたが，ソリューションフォーカスによる家族療法を併用しながら，加療を行った。

解　説

▶▶▶転換性障がいとは

Aちゃんのような症例は，従来ヒステリーと呼ばれていたが，米国精神医学会が提示したDSM-Ⅳ-TRでは，身体表現性障がいの中の転換性障がいとなる。

表1に転換性障がいの診断基準を示す。

ここでは，子どもの転換性障がいについて解説する。

▶▶▶子どもの転換性障がいの特徴[2〜4]

子どもの転換性障がいは，8〜15歳の年齢層で最もよく発症する。男女比は約2：1で女児に多い。ほとんどの場合，症状は軽度の疾患または外傷から始まる。

子ども自身の要因として，柔軟性のない強迫的な気質，情緒的な問題や葛藤を言葉で表現することが稚拙，不安や抑うつ状態，性的虐待を含む過去のネグレクトや心理的虐待などの体験，軽度から中等度の知的障がい，自尊心の低下など，これらすべてのことが転換性障がい発現の素因となりうる。

環境要因は，家族内における多くの不定愁訴を訴える人（モデリングの対象）の存在，医学

表1 ● DSM-Ⅳ-TRによる転換性障がいの診断基準

転換性障害（conversion disorder）
A．神経疾患または他の一般身体疾患を示唆する，随意運動機能または感覚機能を損なう1つまたはそれ以上の症状または欠陥
B．症状または欠陥の始まり，または悪化に先立って葛藤や他のストレス因子が存在しており，心理的要因が関連していると判断される
C．その症状または欠陥は，（虚偽性障害または詐病のように）意図的に作り出されたり，ねつ造されたりしたものではない
D．その症状または欠陥は，適切な検索を行っても，一般身体疾患によっても，または物質の直接的な作用としても，または文化的に容認される行動または体験としても，十分に説明できない
E．その症状または欠陥は，著しい苦痛，または社会的，職業的，または他の重要な領域の機能における障害を引き起こしている，または医学的評価を受けるに値する
F．その症状または欠陥は，疼痛または性機能障害に限定されておらず，身体化障害の経過中にのみ起こってはおらず，他の精神疾患ではうまく説明されない

▲症状または欠陥の病型を特定せよ
・運動性の症状または欠陥を伴うもの（協調運動または平衡の障害，麻痺または部分的脱力，嚥下困難または"喉に塊がある感じ"，失声，尿閉）
・感覚性の症状または欠陥を伴うもの（触覚または痛覚の消失，複視，盲，聾，幻覚）
・発作または痙攣を伴うもの（自発運動性または感覚性要素を伴う発作または痙攣が含まれる）
・混合性症状を示すもの（2つ以上のカテゴリーの症状が明らかな場合）

（文献1より引用）

的な診断に疑いを持つことが多い養育者，家庭内のストレス，両親や祖父母から拒絶されている感じを持つ空間，家族内コミュニケーションの乏しさ，未解決の悲しみと学校における不満の感情などを含む．さらに，症状が器質的疾患によるという思い込みを擁護する人が周囲にいると，疾患と障がいは増幅され，罹患期間が長くなることもある．このような人は，家族，教師など子どもに接している大人，またはヘルスケア専門家である可能性も含まれる．最もよくみられる症状は運動機能の障がいで，ついで感覚機能の障がいや，日常生活を維持できないような頭痛・腹痛などの反復性疼痛，絶え間ない疲労や偽性痙攣もよく観察される症状である．

大多数の症例において，詳細な診察による，症状と診察所見の不一致の識別によって早期診断は行われる．本症の場合，患児の訴える症状と診察所見の不一致の識別は，慣れてくると比較的容易である[3]．しかし，経過観察の中で，脳腫瘍がみつかったり，時に膠原病を発症したりする症例もあるので，症状が持続，悪化するときは，最低でも3カ月に1度は，身体所見の再評価を明確に行うべきである[5]．

▶▶▶対応と治療

本症の場合，養育者が器質的疾患の見落としという誤診を疑い，次々と病院を徘徊することが多い．また，担当した医師も誤診を恐れる気持ちが強いと，つい必要以上の検査を繰り返し，本症としての対応を始めるまでに長い経過をとることが多くなる．本症の場合，本症としての対応までに長い経過をとると，Aちゃんのように廃用性の筋萎縮や軽度の拘縮まで引き起こすことがある．また，その間に受けた検査への恐怖や，器質的疾患がみつからないのに症状が持続することへの養育者の怒りや不安，乱暴な言葉掛けが，患児の不安に追い打ちをかけ，Aちゃんのような重篤な状態となって初めて本症としての対応が始まることが多い．

Aちゃんの場合，頻回の検査の後，いきなり心因性を指摘され，不適切ながらもAちゃんの身体的症状の訴えを通して関わりを続けてきた母親の接し方が悪いと指摘された．さらに，本症例の場合，長期入院は疾病利得につながるという考えから，いきなり退院をさせられている．このような対応によって，退院後の母子関係はいっそう緊張が高まり，数日で悪化して，再び病院受診を繰り返し，こころの相談部へ入院となっている．

このような経過を有する症例は本症では多く経験するが，初期対応の重要性を痛感する[5]．こうした症例と，ごく初期の段階で出会う診療所の小児科医や家庭医では，次のようなことが重要となる．

第1に，本症を疑った時点で，器質的疾患の可能性が完全に否定されるまで本症の存在を考えないのではなく，本症を鑑別診断に入れながら，必要以上に検査が重複しないように気をつけて経過をみていく．同時に，検査記録の蓄積を養育者に勧め，「重篤な緊急性を要する疾患は認めないが，痛みやその他の症状は患児にとっては困った問題として存在する」ことを伝え，「器質的疾患が否定された＝仮病である」というふうには考えないように進めていく．

第2に，この時点で，日常生活の変化にもつなげて病歴を取り直し，患児にとってストレスになるようなことや，急激な生活上の変化の有無を確認する。Aちゃんも運動会の練習中に軽い捻挫を起こし，湿布で改善しているが，そのときに今までとは異なることが起こらなかったかAちゃんに詳細に確認した。

Aちゃんの場合，日頃は母親に頼ったりしないのに，このときは母親に湿布をしてほしいと頼んでいた。母親も仕事が休みで，1歳年上の兄も5歳年下の弟も不在だったのでAちゃんにつきっきりで世話をし，移動もおんぶをしてあげた。学校でも真面目過ぎて，友達から仲間はずれにされつつあったのだが，そのときはみんなが手を貸してくれて，やさしくしてくれたというエピソードがあった。その後は，母親は忙しい仕事に追われ，Aちゃんへの接し方も以前に戻り，加えて，母親はいつも甘えてくる兄や弟とはうまくいくけれども，父親似で寡黙なAちゃんとはうまくいかないことが語られた。

第3に，医療者は，「器質的疾患が否定された＝病気ではない」と考えるのではなく，転換性障がいという病気があり，子どもの心の側面にも配慮する必要があることを養育者に伝える。その際，村山らの報告[6]や文献[7]のような，実際の事例を示しながら説明するようにする。

第4に，他院へ紹介する際にも，知りえたエピソードや，どの時点で転換性障がいを疑ったかなどの情報を伝え，紹介先の医師とできれば直接話をする。特に家庭医の場合，患児のもともとの気質，家庭環境，学校環境など情報も多くあるので，専門医との連携は重要となる。また現在では，学校における子どもの日常生活の情報は，教育委員会や学校現場における特別支援教育担当と話をすると比較的情況が掴みやすくなっている。

■Point

子どもの転換性障がいについて，特に初期介入時点での注意事項を中心に述べた。子どもの場合，大人以上に，社会化の発達過程や認知能力などを中心とした発達の要素を考えた関わりが重要である。

●文献

1) DSM-Ⅳ-TR 精神疾患の分類と診断の手引（高橋三郎，他訳）．医学書院，東京，2003，p189．
2) 井上登生：小児内科 23（増刊号）：225，1991．
3) Leary PM：*J R Soc Med* 96：436，2003．
4) 星加明徳，他：よくわかる子どもの心身症．星加明徳，他編，永井書店，大阪，2003，p194．
5) 井上登生：小児科診療 53：1134，1990．
6) 村山隆志，他：小児科臨床 40：137，1987．
7) 小林隆児，他：身体化障害―思春期の心とからだ．成田善弘，他編，岩崎学術出版社，東京，1997，p27．

CASE 21
思春期のうつ

傳田健三

症例紹介

▶▶▶現病歴

【中学3年生（15歳）の女子，Aさん】

Aさんは不登校のためメンタルクリニックでカウンセリングを受けていたが，改善しないため当科を紹介された。

Aさんは両親との3人暮らしで，1人っ子である。父親は46歳の会社員であり，仕事が多忙で帰宅は夜遅い。母親は42歳の専業主婦で，やや過保護な養育をしたと自ら述べる。精神科的遺伝歴はない。Aさんは元来，真面目，温和で内向的な性格であった。成績は中位で，友達は多いほうではなかった。これまで，学校生活において特に問題は認められなかった。

中学2年生の2学期に，仲がよく話し相手であった親友が転校してしまった。それ以来，学校で話をする友達がいなくなり，やや孤立気味になっていた。宿泊学習のグループ編制をしたとき，Aさんだけグループが決まらず，とてもつらい思いをした。担任の配慮でグループは決まったが，それ以来，朝になると微熱，嘔気，腹痛が出現し，遅刻をするようになった。しだいに欠席が目立つようになり，結局宿泊学習には行けなかった。3学期からはまったく登校しなくなってしまった。

家にいても，朝起きるのがつらく，午前中はボーッとしていることが多かった。午後からは好きなテレビや雑誌を見たりして過ごすが，まったく楽しめなかったという。運動していないのに疲れやすく，ため息ばかりついていた。食欲は低下し，半年で5kgの体重減少があった。寝つきはよいが2～3時間すると目が覚めてしまい，熟睡感がなかった。近医のクリニックで不登校を理由に半年ほどカウンセリングを受けていたが，状態はむしろ悪化していった。カウンセリングについては，「担当の先生はよい先生だったが，状態が悪くなって，申し訳ない気持ちになってしまった」と述べた。翌年（中学3年生）の4月，当科を紹介された。

▶▶▶診察時

初診時のAさんは，質問にきちんと返答ができ，笑顔も交えながら的確に状況を伝えることが可能であった。最もつらいことは，学校へ行こうと思っても，微熱，嘔気，腹痛のため登校できず，自分が情けないことであると述べた。

しかし，その背景には，好きなテレビや雑誌も楽しめないという興味・関心の喪失，何を

するのも億劫という気力減退，運動していないのに疲れやすいという易疲労感，好きなテレビ番組も集中して見ることができないという集中力の低下，中途覚醒および熟眠障がいという睡眠障がい，半年で5kgという体重減少，朝調子が悪く，午後から少し楽になるという日内変動などの症状からなる，うつ病が存在することが明らかになった。確認してみると自殺念慮も認められた。

▶▶▶診断・治療

現在の状態は「うつ状態」であり，薬物療法と休養が必要であることを伝えると，Ａさんは「薬で治るうつ病と言われてホッとした」と述べた。

薬物療法として選択的セロトニン再取り込み阻害薬(selective serotonin reuptake inhibitor；SSRI)のフルボキサミン(ルボックス®，デプロメール®)25mg／日から漸増し，2カ月後には100mg／日とし，同量を継続した。症状は2週間目頃より改善しはじめ，睡眠，食欲が回復し，学校以外の場所に外出することが可能となった。3カ月後には，好きなことを心から楽しんだり，本を読んだりすることも普通にできるようになり，母親から見てもほぼ本来の状態に戻ったという。面接でも生き生きとした表情になり，将来についても前向きに考えられるようになった。

▶▶▶経　過

中学3年生の2学期から登校が可能となった。当初は緊張感が強く，学校から帰ると疲れがたまった状態であったが，1カ月ほどで本来の状態に回復した。その後の経過はおおむね順調で，高校も希望校へ入学することができた。高校では充実した学校生活を送ることができた。服薬は高校1年生の7月まで続けた。現在は大学生として安定した状態が続いている。

解　説

Ａさんは，親友が転校するという別離体験のあと，宿泊学習のグループ編制において，自分だけグループが決まらないというみじめな出来事が重なった。本人としては，別離の寂しさに加えて，自尊心を深く傷つけられた体験であったと考えられる。しかし，当初は本人も周囲もうつ状態とは考えず，不登校として対応されていた。さらに，カウンセラーもうつ病の症状には気づかないまま，長期間にわたり精神療法を続けていたのである。

初診時のＡさんの様子は，笑顔を交えながら的確な応対をすることができ，表面的にはうつ病の印象は認められなかった。しかし，じっくりと話を聞いてみると，うつ病の症状がほとんどすべて認められ，自殺念慮も存在し，中等症のうつ病と診断することができた。薬物療法にはよく反応し，見違えるほど軽快していったケースである。

▶▶▶うつ病の診断基準

DSM-Ⅳでは，うつ病の診断基準を表1のように定義づけた。すなわち，うつ病の症状を9つ提示し，それを主症状Ａと副症状Ｂにわけた。このうちの5つ以上の症状が存在し，

表1 ● うつ病の診断基準

A. ①抑うつ気分
　　子ども，青年はイライラ感でもよい
　②興味・喜びの減退
B. ③食欲不振，体重減少（時に過食）
　　子どもは，予測される体重増加がない場合でもよい
　④不眠（時に過眠）
　⑤精神運動性の焦燥，または制止
　⑥易疲労感，気力減退
　⑦無価値感，過剰な罪責感
　⑧思考力・集中力減退，決断困難
　⑨自殺念慮，自殺企図

中核症状 →
身体症状
睡眠障がい，食欲障がい
日内変動，身体のだるさ

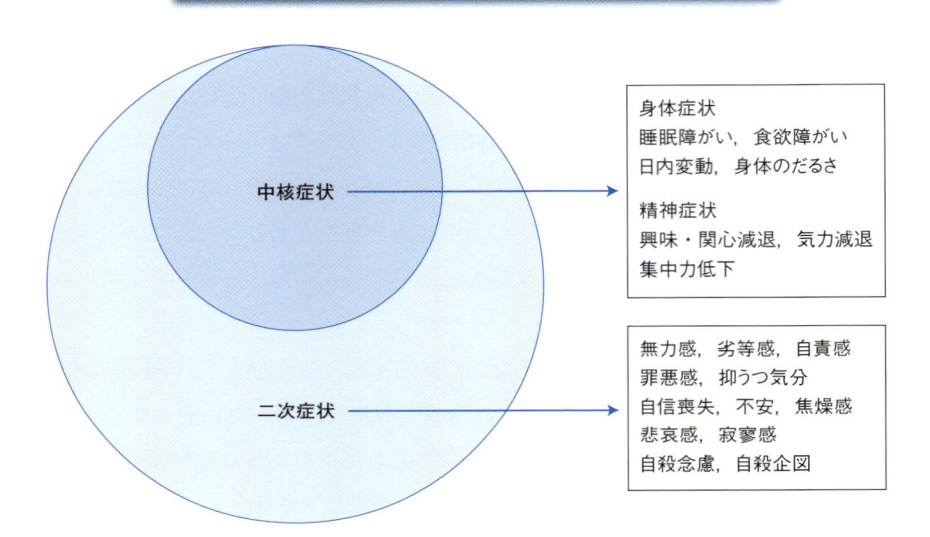

精神症状
興味・関心減退，気力減退
集中力低下

二次症状 →
無力感，劣等感，自責感
罪悪感，抑うつ気分
自信喪失，不安，焦燥感
悲哀感，寂寥感
自殺念慮，自殺企図

図1 ● うつ病の中核症状，二次症状
中核症状は，うつ病の基本症状であり，性格，年齢，国民性を超えて共通している
二次症状は，性格，個性，生活経験，社会的習慣によって多様である

それらのうち少なくとも1つは主症状Aであり，症状は同時に2週間以上持続し，病前の機能の障がいを引き起こしている状態を，うつ病と定義した。これが児童・思春期に適応される場合，①の抑うつ気分は，イライラした気分であってもよく，③の体重減少は，成長期に期待される体重増加がみられないことでもよいとされている。

▶▶▶子どものうつ病の症状

同じうつ状態に陥っても，ある子どもは学校へ行けなくなり，家に引きこもって動きも乏しくなるが，別の子どもはむしろイライラして親に当たり散らし，落ちつかない状態が続くこともある。また，頭痛や腹痛などの身体症状の訴えが中心で，執拗な訴えを繰り返す子どももいれば，いかにももの悲しそうにメソメソする子どももいる。時には，何事においても自分を責めて，自殺を考える子どももいるのである。このように，同じうつ病でも，個々の子どもが表面にみせる症状はそれぞれに異なっていることが少なくない。すべての

子どもに共通するうつ病の本質的な症状はどのようなものなのだろうか。

うつ病の症状を，最も基本的で皆に共通して存在する中核症状と，個人の人間性（性格，年齢，国民性など）を介して現れる二次症状に分類して解説したい（図1）。中核症状とは，身体症状として，睡眠障がい，食欲障がい，日内変動，身体のだるさがあり，精神症状として，興味・関心の減退，気力の減退，集中力の低下がある。これらの症状は年齢，個性，国民性を超えて共通している。人間の全身のエネルギーが低下したような状態ととらえると考えやすい。おそらく，脳の生物学的変化を直接反映する症状と考えられる[1, 2]。

一方，二次症状とは，中核症状の体験が各個人によって様々な形で現れたものであり，不安，抑うつ気分，焦燥感，悲哀感などの感情や，自傷，自殺，引きこもりなどの行動が含まれる。つまり，二次症状は中核症状の存在を前提にすると，ある程度理解できるもので，性格，個性，生活経験，社会的習慣による差異が大きく，多様である。

思春期の場合，同じうつ状態に陥っても表面に現れる症状は異なっていることが多いが，丁寧に病歴を聴取していくと，いずれの場合も中核症状は共通して存在することがほとんどである。前景としてみえる症状だけでなく，その裏に潜む中核症状の存在に注意することが，うつ病を見逃さない重要なポイントであると考えられる[3, 4]。

■ Point

思春期のうつ病については，以下の点が重要である。

(1) 基本的には大人に対する診断基準で診断可能である。ただし，大人よりも身体症状や行動（不登校など）で表現することが多いので注意が必要である。

(2) 表面に現れやすい症状だけにとらわれるのではなく，その裏に潜む中核症状に注意することが，うつ病を見逃さないポイントである。

(3) 治療は十分な休養と薬物療法（SSRIなど）が必要である。薬物療法においては副作用の出現に注意を要する。

● 文　献

1) 傳田健三：子どものうつ病―見逃されてきた重大な疾患. 金剛出版, 東京, 2002.
2) 傳田健三：子どものうつ心の叫び. 講談社, 東京, 2004.
3) 傳田健三：小児のうつと不安―診断と治療の最前線. 新興医学出版社, 東京, 2006.
4) 傳田健三：「子どものうつ」に気づけない！―医者だから言えること親にしかできないこと. 佼成出版社, 東京, 2007.

CASE 22
リストカット

遠藤幸彦

症例紹介 ◇◇◇◇◇◇◇◇◇◇◇◇◇◇◇◇◇◇◇◇◇◇◇◇◇◇◇◇◇◇

▶▶▶現病歴

【高校1年生の女子，Aさん】

　Aさんは1人っ子で，幼少の頃より，しばしば怒鳴り合う両親の姿を見て育った。父親との交流の記憶はあまりなく，母親からは父親の悪口や愚痴を聞かされていた。おとなしくて目立たず，わがままを言うこともほとんどなく，周囲の大人からは手のかからない，しっかりした子とみられていた。その一方で，友達は少なく，特に小学校高学年以降は同性から仲間はずれにされることもあった。そして，中学1年生のときに両親が離婚してからは，成績が下降し帰宅時間が遅くなった。深夜まで携帯メールやインターネットをしている彼女の生活態度について母親が注意しても，一向に変化はみられず，反抗的な態度がしだいに目立つようになった。

　高校に入学してから，Aさんはしばしば過呼吸発作や体調不良を訴えて保健室を訪れるようになった。しかし，しばらく横になるだけで，養護教諭に悩みを話すことはなかった。養護教諭から報告を受けた担任の男性教師は，心配して話し合いの機会を持った。Aさんは母親との葛藤を担任教師に語り，過呼吸発作などの症状を打ち明けた。その後，しばしば担任に面談を求めたり，携帯で連絡を取るようになった。

　母親とは相変わらず言い争いが多く，過去のことを持ち出しては母親に対する恨みや怒りをぶつけるようになった。そのようなことが起こったあとは，決まって長時間，担任と携帯で話すようになった。Aさんの「母親が，自分のことを理解してくれない，厳しすぎる」などという話を，担任は辛抱強く聞き，彼女を励ましていた。

　ある日，Aさんは母親と言い争ったあと，担任に連絡を取ろうとしたが，その日に限って連絡が取れなかった。その直後，どうしていいかわからなくなり，リストカット（手首自傷）をした。後日，そのことを打ち明けられた担任は，罪悪感と挫折感を味わった。そして，養護教諭に相談したところ，彼女に精神科受診を勧めるように助言された。担任からの助言を彼女は受け入れたが，母親はむしろ不快感を示した。精神科を受診したところ，抑うつ状態と言われ薬物療法が開始された。一時は落ちついたものの，やがて以前よりも過呼吸発作やパニック発作が頻発するようになった。

　担任はそれまで以上にAさんの対応に時間を割くようになっていったが，その結果として他の生徒は様々な機会に後回しにされるようなことが起こり，同級生の間から不満が

聞かれるようになった。そして，学級委員のBさんが担任に，Aさんをひいきしないようにと申し入れた。Bさんは真面目で正義感の強いタイプで，皆の意見を代表する形となっていた。そうしたクラス内での動きはAさんの耳に直接触れることはなかったが，その雰囲気は感じ取っていたようで，ある日の休み時間にAさんは同級生から無視されたと感じた。そして，泣き叫んで教室を飛び出し，持っていたカミソリを使いトイレでリストカットをしたため，クラス内が騒然となった。

Aさんからの訴えを聞いた担任は，ホームルームでAさんを傷つけないようにという趣旨の話しをした。生徒からは，Aさんに同情する意見や担任への不満などの声が上がった。Bさんはその間，うつむいてほとんど発言しなかったという。その日，Bさんは帰宅して自室にこもり，食事もとらずに泣き続けた。心配した母親が理由を尋ねると，自分のせいで大変なことになってしまった，もう学校には行きたくないと答えた。手首を見るとシャープペンで引っ掻いた跡があり，薄く血がにじんでいたという。こうした一連の騒動に，担任はやりきれなさと限界を感じるようになった。

解　説

幼少期以来，父母の争いの中で育ったAさんは，親を規範とした安定した自分を築けないまま，自己表現を抑制しつつ人と関わる対人関係のパターンを身につけた。このようなAさんの傾向や両親の離婚は，思春期の発達課題（同性の親密な友人をつくり，親に代わる新たなモデルとしつつ，将来につながる自分をつくり上げること）への取り組みを，いっそう困難なものとした要因である。Aさんの孤立感は深まり，メールやネット上のつながりに居場所を求めていった。ただし，思春期という精神的・身体的な変化の時期の不安を乗り越えるには，それだけでは十分でなく，問題行動や過呼吸，パニック発作などの症状の出現に至ったといえる。

このような状況下のAさんにとって，高校の担任教師の存在は，かつて得られなかった頼れる父親的な存在として重要な意味を持つこととなった。しだいに担任との関係は依存的なものとなり，その関係が深まる一方では，母親との関係がさらに熾烈なものとなった。このように，ある依存関係の形成とともに，攻撃性が高まることは思春期においてしばしば観察される事態である[1]。

そして，依存的関係が深まるとともに退行して行動の歯止めを失い，リストカットが出現した。このことは，単に母親に対して向けられていた攻撃性が自己に向けられたことを意味するものではない。すなわち，その際のAさんの感情は，担任と連絡が取れなかったことへの怒りに加えて，見捨てられたような不安や，さらに，しがみつきたい欲求，異性である担任との関係に対する罪悪感や不安感など，複雑なものとして理解される。Aさんにとって，それらの感情のやり場はなく，自らへと向け替える以外の手段を見出せないままに，衝動的にリストカットに至ったものと言える。

このような事態が生じたことは，Aさんには心理的な成長の過程での課題や対人関係上の問題が存在することを意味する。したがって，リストカットを叱りつけて禁止するのみ，リストカット後の落ち込んだ様子だけをみて抗うつ薬を処方するのみ，苛立つ様子だけをみて抗不安薬を処方するのみ，あるいは本人の好きにさせるのみ，などの対応では，さらに事態は深刻化する。教育的配慮や心理的・精神医学的な治療など多方面からのアプローチによって，本人や家族，時には担任教師を支えていく必要がある。本症例の場合には，思春期の専門医によるアセスメントおよび治療が必要である。

また，リストカットやパニック発作などの症状自体が周囲に「伝染」する場合がある。いわゆるメンタルな問題を抱えた生徒がクラスに存在するとき，周囲の大人はその生徒の対応に目を奪われ，それ以外の生徒が見過ごされ，対応もなされていないことが多い。場合によっては，その対応に他の生徒が一役を担わされ，その結果，他の生徒が精神的に追い詰められてしまうことも，現場ではしばしばみられる事態である。

Bさんもそうした1人であり，その生真面目な性格ゆえに矢面に立たされることとなった。そして，Aさんが校内でリストカットをしたことで，Bさんは言いようのない怒りや挫折感，あるいは罪悪感を抱き，自らを処罰するように発作的に自傷行為に至った。Aさんが成育史上の様々な心理的・精神医学的な問題を抱えていたのに比べ，Bさんは反応性に自傷行為に至ったケースである。このような例では，スクールカウンセラーによるカウンセリングの中で，これらの感情を取り上げ，心理的な負担を軽減することで解決されることが多い。

このように，クラス全体に影響が波及しつつある場合には，Bさん以外の生徒に対しても，生活面や健康面での変化について教師や養護教諭が慎重に目を配りながら，できるだけ話し合いの機会を持つようにすること，管理職や校医などを含めた学校側が役割分担して対

表1 ● リストカットのポイント

1. リストカットの背景には心理的問題，精神医学的疾患（パーソナリティ障がい，気分障がい，不安障がい，統合失調症，摂食障がい，発達障がいなど）が存在し，他の精神症状も併存しうる。
2. 一般に，若い女性に多いとされるが，男性例ではより重篤なパーソナリティ上の問題を抱える場合もある。適切な対応により解決可能であるが，中には自殺に至るようなハイリスクの一群が存在し，その指標として性的虐待の既往，他者の喪失，仲間との繰り返される葛藤などが挙げられる[2]。
3. 対応にあたっては，心理学的な理解，医学的な診断，環境要因の評価などに基づく見立てが大切である。そのアセスメントに基づいて，学校（教師，養護教諭，スクールカウンセラーなど），相談機関（大学や民間の心理相談室，教育相談所，子ども家庭支援センター，保健所，精神保健福祉センター，児童相談所など），医療機関（思春期を専門とするクリニックや思春期外来，思春期専門の入院病棟など）を必要に応じて活用する。
4. 治療的には，カウンセリング，精神分析的精神療法，認知行動療法，集団精神療法，家族療法，薬物療法などが用いられる。思春期の症例では親への対応が不可欠であり，心理教育的アプローチが用いられる。

応することが必要である．それによって，生徒も教師も安定した学級運営が可能となり，第二，第三のBさんの出現を防ぐこととなる．

表1にリストカットについて重要なポイントをまとめた．

■Point

リストカットは，1960年代の米国で流行して欧州に広がり，わが国でも1970年代に若い女性を中心に増加したとされる[3]．リストカットは，アームカット，根性焼き（たばこの火を腕などに押しつけるもの）などと同様，衝動的な行為あるいは行動面に現れる症状であり，特定の疾患単位を意味するものではない．その背景には，心理的な問題，精神医学的な疾患，さらには家族や友人などの対人関係の影響，インターネットなどのいわゆる有害情報への接触，その他数多くの要因がリスクファクターとして複雑に絡んでいる．

したがって，リストカットという目に見える現象の裏には，様々な問題やその他の症状（特に薬物依存，性依存，家庭内暴力，過食嘔吐など衝動性に関連するもの，不安や抑うつ，解離症状など）が潜んでいることを想定すべきである．仮にリストカットが止んでも，それだけで子どもの抱える問題が解決したと考えるのは早計であり，スクールカウンセラーや臨床心理士に助言を求めたり，思春期を専門とする精神科医や心療内科医，小児科医を受診することが望ましい．また，本人がそうした対応を受け入れない場合には，周囲の関係者（親，学校，家庭医など）が協力して，本人やその家族を支える体制づくり（各種相談機関など社会資源との連携）を始めることも有効な措置である．

巷に溢れる情報の中には，リストカットは治療困難であるとするものや，リストカット自体を助長させるものも多く，当事者自身がその解決を諦めている場合がある．しかし，いたずらに悲観的になる必要はなく，適切な対応によりその多くが解決するものであることに留意すべきである．

●文 献

1) 皆川邦直：子育て心理教育. 安田生命社会事業団, 東京, 2003, p29
2) 自傷—リストカットを中心に, 現代のエスプリ443. 川谷大治 編, 至文堂, 東京, 2004, p25.
3) Walsh BW, et al：自傷行為—実証的研究と治療指針（松本俊彦, 他訳）. 金剛出版, 東京, 2005, p5.

CASE 23
万引きなどの非行・動物虐待

原田 謙

症例紹介

▶▶▶ 発達・生育歴

【中学生の男子，A君】

A君は，幼少時多動だったという父親，うつ病の母親，兄，妹との5人家族。出産は骨盤位分娩だったが仮死はなかった。身体発達は正常だったが，歩き始めてからは勝手にどこへでも行ってしまうため，母親は目が離せなかったという。

3歳で保育園に通い始めたが，保育園ではあちこち動きまわるので，保育士は片時も目が離せなかった。思い通りにならないとすぐにかんしゃくを起こして，物を投げる子だった。友達と遊ぶときでも，自分の言い分が聞き入れられないとたたいたりするので，「A君はわがままで乱暴」とみんなから敬遠された。また，おもちゃの置き場所など些細なことにこだわり，頑固であった。

小学校に上がっても授業を座って聞くことができず，たびたび席を離れては先生に注意された。1つのことにじっくり取り組むことが苦手で，授業中はいつも上の空だった。宿題や提出物などを忘れる常習犯で，物をなくすことも群を抜いて多かった。やりたいこと，言いたいことを我慢できない，順番が待てないことに，担任はずいぶん手を焼いたという。学校では低学年の頃からいじめを繰り返した。小学校3年生のときには，クラスで飼っていた金魚を全部殺してしまうというエピソードもあった。担任は何ごとにもきちんとすることを求める人であったため，ことあるごとにA君を叱り，A君はそのたびに担任に反抗していた。

反抗的な傾向は家でも同様にみられ，宿題をやりなさいと母親が注意しただけでも「うっせえクソババア」と母親を罵るので，親子げんかが絶えなかった。明らかに自分に非があることでも謝らず，見え透いた嘘をつき，他人のせいにするA君を父親は殴ってしつけたという。

▶▶▶ 現病歴

中学に上がると，まったく勉強をしなくなり，不良仲間と隠れてたばこを吸ったり酒を飲んだ。学校もさぼりがちで，街をうろつき，「ガンをとばした」などの些細な理由からのけんかもしばしばだった。ゲームセンターで遊ぶ金ほしさに恐喝をしたり，万引きを繰り返した。自分に都合が悪くなると平気で嘘をつくし，警察に補導されても「運が悪かった」と自分の非を認めようとはしなかった。親は危機感を募らせ，中学1年の12月，施設入所を目的に児童相談所に相談した。しかし，児童相談所は幼少期に多動のエピソードがあったことから，当院を受診させた。

▶▶▶ **診断・治療**

初診時，A君は診察室で漫画を読み出し，それを制止されるとポケットから取り出したライターをつけたり消したりした。そのふてくされた態度には，強い攻撃性が感じられた。継続した治療は困難であるように思われたが，A君に「このままでは施設入所するしかないが，いろいろな問題の元には多動と不注意の問題があり，治療を受ければ状態が改善する可能性がある」と説明した。A君は，施設に入るか治療を受けるかの選択を迫る筆者を睨みつけ，「（病院に）来るしかねぇじゃねぇか」と吐き捨てた。そこで筆者は，不注意と衝動性に対する服薬の有効性を説き，メチルフェニデート（リタリン®，コンサータ®）の投薬を開始した。

次に，父母，担任，児童相談所の担当者とカンファランスを開いた。父母に対しては，A君のよい所を見つけてほめることと，薬を飲ませることを約束させた。A君が唯一信頼を寄せている担任に対しては，言葉掛けを増やすことと学校に居場所をつくることを確認した。

初めは服薬を渋っていたA君も，筆者や親からの再三の促しによって，しだいに規則正しく内服するようになっていった。担任はA君の訴えをよく聞いてくれ，休日には一緒に釣りに行くなど献身的に付き合ってくれた。親，担任，児童相談所とのカンファランスは月に1回ずつ開かれ，その都度，問題点を挙げ，対応を協議した。親と担任には，以前できなかったことができるようになれば，必ずほめ，A君が必要な存在であるというメッセージを送り続けることを勧めた。

中学2年生の7月に入る頃から，様々な達成感がA君の口に上るようになった。投げやりだった言動に代わり，自分の将来に対する前向きな発言もみられ，周囲の大人に対する反発が薄れてきた。以前の仲間とも遊ぶことがなくなった。暴力行為や深夜の徘徊もなくなった。夏休み明けには，診察室でもイライラすることはなくなり，穏やかに話ができるようになった。親からも「以前は注意されるとすぐに反発してきたが，考える余裕が出てきた」との報告がなされた。学校では，相談室にいることが多くなり，担任らとお喋りをしたりギターを弾いたりする毎日であった。

4月になって，中学3年生になると，将来は大工になるという目標を立て，授業に出て勉強するようになった。カッとなることはあるがトラブルはなくなり，県立高校を受験して合格した。現在も問題を起こすことなく通学を続けている。

解説

▶▶▶ **定義と診断基準**

精神科領域で繁用されている診断基準であるDSMにおいては，万引きなどの非行や動物虐待は行為障がい（conduct disorder；CD）の診断基準行動として取り上げられている。DSM-ⅣにおけるCDの定義は「他者の基本的人権または年齢相応の主要な社会的規範を侵害することが反復し持続する行動様式」である。診断基準は"人や動物に対する攻撃性"

表1 ● DSM-Ⅳによる行為障害の診断基準

> A. 他者の基本的人権または年齢相応の主要な社会的規範を侵害することが反復し持続する行動様式で，以下の基準のうち，少なくとも3項目が過去12カ月の間に存在する。
> ・人や動物に対する攻撃性
> 　(1) しばしば他人をいじめ，脅迫し，威嚇する
> 　(2) しばしば取っ組み合いの喧嘩を始める
> 　(3) 他人に重大な身体的危害を加えるような武器を使用したことがある
> 　(4) 人に対して身体的に残酷だったことがある
> 　(5) 動物に対して身体的に残酷だったことがある
> 　(6) 被害者と面と向かって行う盗みをしたことがある
> 　(7) 性行為を強いたことがある
> ・所有物の破壊
> 　(8) 故意に放火したことがある
> 　(9) 故意に他人の所有物を破壊したことがある
> ・嘘・窃盗
> 　(10) 他人の住居，建造物または車に侵入したことがある
> 　(11) 物や好意を得たり義務を逃れるために，しばしば嘘をつく
> 　(12) 被害者と面と向かうことのない盗みをしたことがある
> ・重大な規則違反
> 　(13) 13歳未満で始まり，親の禁止にもかかわらず，しばしば夜遅く外出する
> 　(14) 少なくとも2回以上の無断外泊・家出
> 　(15) 13歳未満で始まり，しばしば学校を怠ける
> B. その行動の障害は，社会的，学業的，または職業的機能において，臨床的に著しい障害を引き起こしている。
> C. 患者が18歳以上の場合であれば，反社会的人格障害の基準を満たさない。

"所有物の破壊""嘘をつくことや窃盗""重大な規則違反"の4つのカテゴリーにわけられ，その下位項目として15の行動が挙げられている。これらの行動が1年間に3項目以上認められるとCDと診断される規定になっている（**表1**）。

これまでの疫学研究によれば，大まかに男児6％，女児1％の頻度で認められると報告されている。

▶▶▶発現過程

CDの発現には，様々な生物学的要因と心理社会的要因が互いに影響し合って関与していると考えられる（**図1**）。遺伝や周産期障がいは，未解明の脳内神経伝達の異常をもたらし，多動・衝動性，不注意，認知障がいや養育困難な気質などの個体の要因を生じさせると考えられる。これらの脆弱性を持つ子どもは，親，特に同様の脆弱性を持つ親から，不適切な養育を受ける可能性が高くなる。それに対して子どもが抱いた怒りは，親のさらなる不適切な養育を引き出す。

こうして個体の要因と養育の問題は互いに刺激し合い，子どもは激しい怒りと反抗を内在化する。この怒りは衝動性や低い言語・認知機能ゆえに増強されたり，不適切に表出されることが考えられる〔こうした著しい反抗を示す状態を，DSMでは反抗挑戦性障がい（oppositional defiant disorder；ODD）と定義している〕。

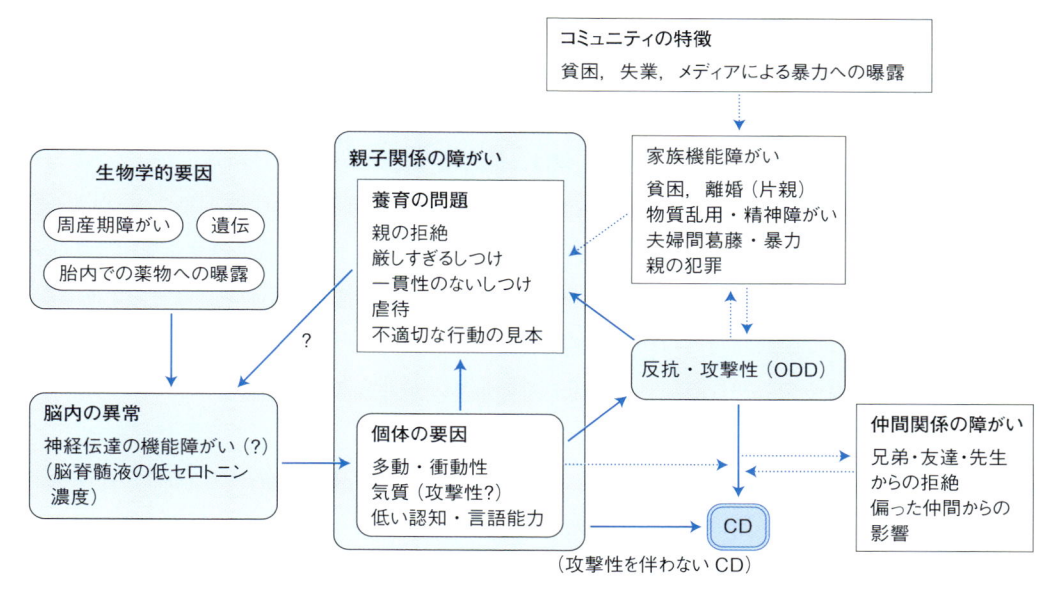

```
           コミュニティの特徴
           貧困，失業，メディアによる暴力への曝露

  生物学的要因      親子関係の障がい
                              家族機能障がい
  周産期障がい  遺伝    養育の問題        貧困，離婚（片親）
                  親の拒絶           物質乱用・精神障がい
  胎内での薬物への曝露  厳しすぎるしつけ      夫婦間葛藤・暴力
                  一貫性のないしつけ      親の犯罪
                  虐待
          ?      不適切な行動の見本
                              反抗・攻撃性（ODD）
  脳内の異常
  神経伝達の機能障がい（？）  個体の要因            仲間関係の障がい
  （脳脊髄液の低セロトニン   多動・衝動性           兄弟・友達・先生
  濃度）           気質（攻撃性？）         からの拒絶
                  低い認知・言語能力         偏った仲間からの
                                  影響
                          CD
                      （攻撃性を伴わないCD）
```

図1 ● 行為障がいの発現過程
→は移行，⇢は影響，?は未解明を示す

親子関係の背景に存在する様々な家族機能の障がいは，親子関係をさらに悪化させる方向に働くと同時に，子どもの怒りを増幅させる。一方，成長の過程で通常の友人に受け入れてもらえない彼らは，反社会的な仲間に同一化し，CDを呈すると考えられる。

▶▶▶治　療

欧米と異なり，日本ではCDは医療の対象外という風潮は少なくない。逆に，CDはすべて医療が関与すべきという意見もまた極端であろう。筆者は，発達障がいを基底に持つODDあるいは発症早期のCD児が医療的関与の最も必要な対象であり，彼らに対しては，早期（遅くとも小学生年代）から適切な支援を行うべきであると考えている。

治療としては，生物学的治療と心理社会的治療を，その子どもの実情に合わせて行うべきである。前者としては薬物療法があり，後者としてはソーシャルスキルトレーニング（social skill training；SST）とペアレントトレーニングと学校への介入が挙げられる。

①**薬物療法**：注意欠陥／多動性障がい（attention-deficit／hyperactivity disorder；ADHD）を伴うODDやCDに対しては，メチルフェニデートの投与が考慮される。攻撃性や反社会的行動自体に対する有効性の報告もある。ほかにリスペリドン（リスパダール®）や炭酸リチウム（リーマス®）も攻撃性に対する有効性が報告されている（ただし，これらは保険外診療となる）。バルプロ酸ナトリウム（デパケン®，バレリン®，ハイセレニン®）などの気分安定薬は，気分変動や脳波異常を伴う場合に選択されよう。

②**SST**：SSTは，遊び，勉強，スポーツなど枠組みの決められた状況下で，好ましい行動は報酬などによって強化し，好ましくない行動はタイムアウトや罰則を設けて減らして

いくという繰り返しによって適応的行動を学んでいくものである。ただし，これが実行可能なのは小学生年代までである。

③ペアレントトレーニング：ペアレントトレーニングとは，オペラント条件付けを用いて子どもの行動管理を教えるものである。親は，適応的な行動に対するほめ方，トークンエコノミーを使った評価の仕方，不適応行動や反抗的態度に対する無視の仕方，タイムアウトや罰則の用い方を学び，親子関係の質を変化させることを学ぶ。同時に親に対する集団療法的効果も兼ねている。ペアレントトレーニングができない場合でも親ガイダンスは必須である。また，並行して家族問題への介入も行うべきである。あまりにも夫婦間の葛藤が強い場合や，物質依存を含む精神障がいに罹患している親，子どもを虐待する親には別枠の治療が必要である。

④学校への介入：ODD・CD児の場合，親との関係は修復困難に陥っていることが少なくない。このとき，患児に寄り添える大人の存在は重要であり，それが可能であるのは担任をはじめとする学校スタッフであることが多い。したがって，学校スタッフと検討会を開き，発達障がいを含めた個体の脆弱性の観点からその子の特徴を説明し，対応を協議する。対応としては，居場所の確保，要求水準の引下げ，努力に対する賞賛，適した役割による達成感，部活動への参加（通常の仲間との交流）などを強調する。

■Point

今回提示した症例は，幸い良好な経過をたどったが，こうした症例はむしろ少数である。どうしても司法に処遇を委ねなければならない症例も多い。それだけに，早い段階で反社会的行動を察知して予防的に関わることが重要であろう。その際，著しい反抗，嘘をつくことと動物虐待は，早期の兆候であることを指摘しておきたい。

一般診療においてこれらの兆候を認めた場合，基底に発達障がいが存在するか否かの判別が，まずなされるべきである。発達障がいが存在すれば，その子どもは児童精神科や発達障がいを取り扱う小児科へ紹介するし，逆に併存する発達の問題がなければ，児童相談所への紹介が適当であろう。こうした子どもの多くは，家庭や親子の問題を抱えているからである。今後，臨床医にはこうした判別を正しく行う知識と技量が求められていくと思われる。

●文　献

1) J Mark Eddy：行為障害―キレる子の診断と治療・指導・処遇（藤生英行 訳）. 金子書房, 東京, 2002.
2) 原田 謙：児童青年精神医学とその近接領域 46：285, 2005.
3) 原田 謙, 他：思春期・青年期サポートガイド. 太田政男, 他編, 新科学出版社, 東京, 2007, p351.

CASE 24

思春期の精神病症状

猪股誠司，松本英夫

症例紹介 ◇◇◇◇◇◇◇◇◇◇◇◇◇◇◇◇◇◇◇◇◇◇◇◇◇◇◇◇◇◇◇◇◇◇

▶▶▶既往歴・家族歴

【17歳の女子，Aさん】

Aさんは骨盤変形，マーデルング変形の既往歴のある，内気でおとなしい，良い子だった。2人同胞の第1子長女として出生。成長・発達には特に問題は認めていない。父親は酒癖が悪く夫婦げんかが絶えず，3歳のときに両親が離婚し，妹とともに母親の実家で暮らすようになった。両親の離婚以来，父親に会っていない。小学校3年生時から，母親の通勤の都合で妹と3人暮らしを始め，母親の夜勤の日は祖父母の家へ行くという過ごし方を中学卒業までしていた。

▶▶▶精神科受診までの現病歴

高校1年生時に交際した男子に暴力を振るわれたため別れたが，その後，その男子につきまとわれ，「あいつを強姦する」とクラスで言いふらされた。担任教師と男子生徒の両親らの指導で，その男子はしだいにつきまとわなくなった。しかし，1人で歩いているときなど，ふと，その男子に「襲われるのではないか」と不安な思いでいた。

高校2年生になり別の男子と交際を始めたことで，仲のよかった女友達ともめたことをきっかけに登校渋りをするようになった。その頃から，彼氏とけんかしたときなどに過換気発作を起こすようになった。徐々に過換気発作が頻繁になり，学校の朝礼中，電車やバスの乗車中，人混みの中などでも起こるようになった。そのために学校を欠席して家で寝ていることが多くなり，しだいに頭痛や腹痛，立ちくらみといった症状が出現し，母親に連れられて自宅近くの内科クリニックを受診した。頭痛や腹痛は薬物治療に反応せず心因性の要素が強いと考えられ，過換気発作はパニック障がいと診断され，選択的セロトニン再取り込み阻害薬（selective serotonin reuptake inhibitor；SSRI）の投与が開始された。投与開始から2カ月以上経過しても改善がなく，過換気発作は頻回になっていった。過換気発作が起こることを考えると不安になり，人混み，電車やバスへの乗車を避けるようになり，さらに欠席がちとなった。SSRIが増量され，ベンゾジアゼピン系誘導体が併用されたが症状に大きな変化はなく，ある日学校で過換気発作が出現した。さらに，発作中に痙攣が出現したため東海大学病院救命救急センターに搬送された。

救命救急センターに搬送され，筆者が診察したときには既に発作はおさまっており，意識清明であった。血液ガスデータ，その他の採血データ上も明らかな異常はなかった。面接

時，表情に乏しく，おびえている様子で，腕には比較的新しいリストカット痕を認めた。単調な口調で，「過換気発作がいつ起こるかわからないから怖い。友達に迷惑をかけてしまった。みんなに嫌われたと思う」と同級生への気遣いを口にするが，その言葉からは感情が伝わってこなかった。

現病歴を聴取する中で，「最近1人になると何だか怖い。夜に怖くなると眠れなくなる」という言葉があり，さらに細かく質問をしていくと，「1人でいると，怒鳴り声が聞こえることがある。すごく怖い。何て言っているのかわからない。何が起こっているんですか？」と幻聴を口にし，「人混みで誰かに見られている気がする。理由はわからないけど悪意を感じる。元彼かもしれない」「夜1人でいるときに，部屋に誰かがいるような気がする。霊のようなものかもしれない」と注察念慮を訴えた。

この時点で，広場恐怖を伴うパニック障がいのほかに，躁うつ病などの気分障がい，人格の問題，そして統合失調症などを鑑別に挙げ，内科主治医宛に診療情報提供書をまとめて渡し，母親と一緒に帰宅させた。翌週，内科主治医の紹介状を持って筆者の外来を受診した。

▶▶▶治療経過

診察にてパニック障がいの診断基準を満たす症状は認めたが，診断に至るほどの気分障がいは認めず，生活歴・現病歴から人格障がいも除外した。2週間ほどSSRIとベンゾジアゼピン系誘導体で経過観察しつつ，採血，MRI，脳波検査，心理検査（WISC-Ⅲ，ロールシャッハテスト）などを施行し，内分泌疾患，頭蓋内器質的疾患，てんかんなどを否定した。

主治医である筆者との関係が確立されてくると病的体験を細かく語るようになり，「幻聴がうるさくて気が狂いそうになる。そんなときリストカットをすると幻聴が静かになる」と発言した。そのため統合失調症様障がいの診断にて，非定型抗精神病薬〔リスペリドン（リスパダール®）〕を開始し，SSRIは減量・中止した。その後，リスペリドンにてアカシジアなどの副作用が出現したためアリピプラゾール（エビリファイ®）に変更した。不安時や外出する際にロラゼパム（ワイパックス®）を頓用で使用した。

非定型抗精神病薬開始から2カ月ほどで，漠とした不安感や注察念慮は消失し，過換気発作はほとんどみられなくなった。学校は長期欠席したために退学となり，通信制高校に転入したが，まだ気力がなく引きこもりがちであった。

治療開始から1年ほど経過した現在は，気力も元に戻り，アルバイトをしながら通信制高校に通学している。時に幻聴が聞こえて不安になることはあるが，精神病症状は比較的安定して経過している。統合失調症の診断にて今後も薬物治療を継続していく方針である。

解　説

▶▶▶統合失調症の概要

　統合失調症は，大きく陽性症状と陰性症状という2つの広範な範疇に組み込まれるように概念化されている。陽性症状は，幻覚，妄想，緊張病症状など，通常では認められない症状が出現したものをいう。一方，陰性症状は，情動鈍麻，無為，言語内容の貧困など，通常ならばあるべき状態が欠如あるいは減少したものを指す[1, 2]。

　統合失調症では，「誰かが私をつけ回している。罠にはめようとしている」という被害妄想や，「テレビやラジオ，新聞などで私に向けてメッセージが送られてくる」といった妄想着想，「誰かが私の心や考えを読んでいる」「他人の心や考えが読めてしまう」「私のものではない考えを心の中に吹き込まれる」という思考領域の影響体験，「他人には聞こえない音や声が聞こえてくる」といった幻聴のような陽性症状だけでなく，抑うつ気分や漠然とした不安感を訴え，表情と仕草が少なく感情の変化に乏しく情動が平板化したり，他者への関心がなくなり交流を避けようとする疎通性の障がい，社会活動に無関心になり受動的で他人と関わらずに社会的引きこもりになる，というような陰性症状を呈する[3]。

　陽性症状が顕在化する前に陰性症状が顕著となり，身体的な不調を訴えて不登校や引きこもりになると，親に連れられて内科や小児科を受診することが多い。その際に，うつ病や不安障がいに加え統合失調症を鑑別に入れ，病歴聴取から精神病症状を聞き出すことができれば，発症早期に治療開始できることになる。

　早期発見・早期治療は精神疾患，特に統合失調症の予後向上には非常に重要で[4]，医療に携わる我々が常に鑑別に挙げられることが望ましい。しかしその一方で，陽性症状を呈する疾患は統合失調症以外にも存在するため，治療開始にあたっては十分な鑑別診断が必要とされる。

▶▶▶統合失調症の臨床像と発症前駆期の評価

　近年，統合失調症は未治療期間が長いほど予後不良になると報告されており[1]，統合失調症を発症する可能性が高い思春期・青年期に，陰性症状や発症に至っていない陽性症状，認知機能の低下，社会機能の障がいなどの前駆症状を見きわめ，統合失調症の早期発見・早期治療につなげることの重要性が唱えられている。

　こうした流れから，統合失調症の前駆症状を評価する目的で開発された評価尺度が発表されている。たとえばCAARMS (comprehensive assessment of at-risk mental states)，SIPS (structured interview for prodromal symptoms)，SOPS (scale of prodromal symptoms)，COPS (criteria of prodromal symptoms) などである。詳細はOlsenら[5, 6]のレビューを参考にして頂きたい。これらの評価尺度は，陽性症状，陰性症状，認知変化，感情変容，行動変化，運動・身体的変化，精神病理全般を指標としており，わかりにくい統合失調症の発症初期の症状を理解するのに役立つと考えられる。

■ **Point**

本症例のように，精神病症状が他の疾患に隠れている場合があるため，統合失調症の可能性は常に念頭に置く必要はあるが，精神病症状があるからといって統合失調症と決めつけてはならない。

精神病症状は，様々な精神病性疾患，非精神病性身体疾患，物質乱用によっても引き起こされる。これらの疾患は横断的な臨床像だけでは鑑別困難である場合が多く，診断には詳細な病歴聴取が必要である。どのような家族に囲まれて，幼少期，学童期をどのように，どんな仲間と過ごし，いつどのように崩れ始めたのか，という患者の生活史から病態水準を想定しつつ鑑別診断（表1）し，適切な治療戦略を立てていくことが望まれる。

表1 ● 統合失調症様症状の鑑別診断[7]

内科的および神経学的疾患
・物質誘発性──アンフェタミン，幻覚薬，ベラドンナアルカロイド，アルコール幻覚症，バルビツレート離脱，コカイン，フェンシクリジン
・てんかん（特に側頭葉てんかん）
・新生物，脳血管疾患，または外傷（特に前頭葉や辺縁系）
・その他の疾患　　後天性免疫不全症候群 　　　　　　　　急性間欠性ポルフィリン症 　　　　　　　　ビタミンB_{12}欠乏症 　　　　　　　　一酸化炭素中毒 　　　　　　　　脳リピドーシス 　　　　　　　　クロイツフェルト・ヤコブ病 　　　　　　　　ファブリー病 　　　　　　　　ファール病 　　　　　　　　ハラーホルデン・スパッツ病 　　　　　　　　重金属中毒 　　　　　　　　ヘルペス脳炎 　　　　　　　　ホモシスチン尿症 　　　　　　　　ハンチントン病 　　　　　　　　異染性白質萎縮症 　　　　　　　　神経梅毒 　　　　　　　　正常圧水痘症 　　　　　　　　ペラグラ 　　　　　　　　全身性エリテマトーデス 　　　　　　　　ウェルニッケ・コルサコフ症候群 　　　　　　　　ウィルソン病
精神病
非定型精神病　　　　　　　　　　　　　　　　　正常な青年期 自閉性障がい　　　　　　　　　　　　　　　　　強迫性障がい 短期精神病性障がい　　　　　　　　　　　　　　人格障がい（失調型，シゾイド型，境界性，妄想性） 妄想性障がい　　　　　　　　　　　　　　　　　失調感情障がい 心理的徴候や症状を主症状とする虚偽性障がい　　統合失調症 詐病　　　　　　　　　　　　　　　　　　　　　統合失調症様障がい 気分障がい

● 文　献

1) 北村俊則：精神・心理症状学ハンドブック第2版. 日本評論社, 東京, 2003, p263.
2) DSM-IV-TR 精神疾患の診断・統計マニュアル（高橋三郎, 他訳）. 医学書院, 東京, 2003, p292.
3) Stanley RK：陽性・陰性症状評価尺度（PANSS）マニュアル（山田　寛, 他訳）. 星和書店, 東京, 1991, p30.
4) Perkins DO, et al：*Am J Psychiatry* 162：1785, 2005.
5) Borgmann-Winter K, et al：*Schizophrenia World Review* 1：7, 2007.
6) Olsen KA, et al：*Acta Psychiatr Scand* 113：273, 2006.
7) カプラン臨床精神医学テキスト第2版（Benjamin JS, 他編, 井上令一, 他訳）. メディカル・サイエンス・インターナショナル, 東京, 2004, p540.

CASE 25
性被害

笠原麻里

症例紹介

▶▶▶受診までの経緯

【中学校1年生（12歳）の女子，Ａさん】

Ａさんはこれまでの成長発達に大きな問題はなく，明るく活発な女の子であった．しかし，1人っ子で，母はＡさんが甘えん坊であると感じていたので，中学生にもなったから少し親元を離れる経験もさせたいと思っていた．中学1年の夏休みに，地元で長年家族ぐるみの付き合いをしていた近隣の会社経営者の男性から旅行に誘われた．男性には家族がおらず，Ａさんを小さい頃から可愛がってくれていたので，母は安心して旅行へ送り出した．その夜，Ａさんから母へ電話がかかってきた．「迎えに来て」と小声で，早口で言う様子に母は異変を感じ，すぐに車を走らせて現地へ向かった．母が旅館に着くと，Ａさんは宿の従業員の部屋にかくまわれていた．

Ａさんは呆然として多くは語らなかったが，床について眠りに入った後，体を触られている状況に気づいて目が覚めたという．同行の男性がＡさんの太ももなどを触っていて，怖くなったが，大声を出したりするのはよくないと思い，しばらくされるがままだったものの，「お風呂に行こう」と自ら大浴場へ誘い出し，Ａさんは女湯へ行くふりをして従業員に助けを求めたという．母は相手男性を問い詰めたが，相手は行為を認めなかったので，そのまま警察へ通報した．

被害届を提出し，翌日，母に付き添われてＡさんは警察の事情聴取に応じた．現場へも出向き，人形を使って性的行為の状況の再現を求められ，Ａさんは記憶の限り応じることとなった．かなりしっかり警察に伝えることができたので，事件は起訴され，裁判になった．

この間，Ａさんは，不眠，食欲不振であったが，母から見ると気丈に振る舞っていた．しかし，相手男性に「絶対会いたくない」ため，近隣を歩いて通るような外出は一切せず，訪ねてきた友人にも会わなかった．2学期になっても不登校が続くため，案じた母に連れられて外来受診となった．

▶▶▶受診時

面接では，Ａさんは男性にされた行為の意味が初めはピンとこなかったこと，触られているうちに徐々に怖くなったこと，怖さのピークは従業員に助けを求めたあと，男性が追いかけてくるのではないかと思い，声も出せなかったときだったことなどを話し，出来事か

ら1カ月くらいの間に，相手への怒りがどんどん募って「ちゃんと捕まえて裁判で有罪にしてほしい」と思うようになったという。

さらに，そのときの出来事以上に，警察に話したときのことを「ふと思い出す」ことが多く，等身大の人形を「妙に怖い」気持ちで思い出すという。また，旅行の道中から，男性は性的な話題をＡさんに話していたこともわかったが，Ａさんは「どうしてそのままついて行っちゃったんだろう」と自らを責める気持ちも持っていた。身体的にも不安を抱えており，妊娠していないことは判明していたものの「何か変な病気になっちゃうんじゃないか」と腹痛や皮膚症状に過敏になっていた。

さらに，Ａさんの母親の罪責感は大変強く，相手を信じて送り出したことや同行しなかったこと，母親から様子うかがいの電話をかけなかったことなど，後悔の山であり，母親も不眠となっていた。

解　説

子どもの性被害には，暴力的性被害（レイプ），近親姦，性的搾取（子どもへの売春の強要や，子どもを幼児ポルノの被写体にすること）などがある。子どもに対してそのような出来事が起こりうるものか，という見方では子どもを守ることはできない。むしろ，身近な大人や生活圏の中でこそ起こりやすいのが子どもの性被害の特徴である。これらは性的虐待として児童福祉的視点から子どもを保護することと，被害による身体的損傷や妊娠への対応，さらに心理的問題へのアプローチを要する。場合によっては，事件として司法の関わりを要する場合があり，子どもへの配慮をきわめて多角的に必要とする。

子どもの性被害（その疑い）への評価のポイントは3点ある。①子どもへの性的虐待が発生したのか否かについての評価，②子どもがもう1度虐待される（性被害を受ける）危険性の評価，③ケースに介入し子どもを治療する必要があるか否かの評価，および，介入や治療に対する子どもの反応の評価[1]である。

まず，子どもの話を慎重な配慮の上で聞くことは重要である。本ケースでは，Ａさんが中学生であり，比較的明晰に話のできる能力を持ち，直後の心理状態も警察に話すことができるような状態であったことから，①の事実確認は，周囲に比較的理解されやすかった。しかし，子どもの性被害では，この事実の有無の評価自体が大変難しい場合が圧倒的に多い。まず，被害者の年齢が低いほど，行為の意味を理解しておらず，ただ「怖かった」「嫌だった」「痛かった」「遊んでた」「触られた」など主観的感覚による認識が伝えられるので，それをもってして性行為であったと確定することが困難である。特に，知的障がいなどハンディキャップを負う子どもは被害を受ける危険性が高い傾向があるが，言語的に実態を伝えることができない場合もある。

したがって，性被害への対応として，被害を受けた子どもの身体的あるいは行動上の症状についてよく知っている必要がある。表1に示した症状や所見がみられたり，いくつかの

表1 ● 子どもの性被害を疑う症状

身体症状	・性感染症（sex transmitted diseases；STD）：幼い子どもにSTDがみられたら，必ず性被害を疑うべきである ・受傷機転の不明確な性器の外傷，性器内異物混入 ・若年妊娠
行動の異常	・性的に加害する可能性がある相手（本文内参照）と一緒にいたあとで以下のような行動がみられる場合：興奮，イライラ，乱暴，不眠，過眠，夜驚，分離不安，夜尿，退行，ボーっとして返事をしないときがあるなど ・マスターベーションへの慢性的な固執 ・性的ニュアンスを帯びた年齢不相応な行動：人前でパンツを下ろす，股を広げてみせる，大人の性器への執着など ・食行動の変化：食欲不振，飲み込むことを嫌がる，ねばねばしたものやどろどろした食感を嫌う，嘔吐など

条件が重なっていた場合には，子どもへの性被害を疑う必要があるであろう。この場合，考慮すべきは加害者像である。子どもに性被害が起こるとき，背景に，その子どもが相手に気を許しているあるいは従わなくてはならなくなっている状況が想定される。

つまり，子どもにとって身近な，家庭や社会の中で従順であることを求められるすべての大人は，加害者の可能性があることを念頭に置かなくてはならない。たとえば，実父，継父，祖父など家長である場合や，ベビーシッター，保育士，教師など身近で世話をしてくれる人物である場合もありうるのである。生来知的障がいを持つ男子が，思春期年代になり，その妹へ性的行為を繰り返していたというケースもあった。時に，子どもが同意していたか否かなどという議論がなされる場合があるが，これは，子どもにとって性の意味や相手との関係性において生じる主体性が問われる関係ではない以上，意味のない議論である。

ついで重要なことは，②に示した被害の繰り返しが起こらないか，子ども自身の安全は守られているかである。Aさんの場合，加害者が近隣に居住しており，不安・恐怖は持続していた。このように，事件では加害者がすぐに捕まらない，あるいは不明であることは往々にしてあるために，被害児とその親が，生活そのものを脅かされる気持ちに至ることは少なくない。また，同居する家族からの被害の場合，事態は深刻である。加害者以外の親の判断力や実行力が十分であれば，被害を繰り返さない対策（加害者との別居，加害者への直面化と抑止など）をとることができるが，実生活において経済的問題を含む諸問題が関わるために，被害が慢性的に継続されている場合もある。被害の繰り返しはあってはならないことであるが，防ぎきることができない現状もまた念頭に置かねばならない。

できる限り子どもの安全が確保された段階で，治療的介入を行う。まず，身体的診察は重要である。性器の状態，性感染症の有無，外傷の有無に加え，性的被害を受けた子どもはしばしば身体症状（頭痛，腹痛，嘔吐など）を呈するので，愁訴については身体的評価を

侵襲的になり過ぎないように配慮した上できちんと行うべきである。これは，Aさんもそうであったが，子どもは何か病気になってしまったのではないか，というような不安にことのほか強くさらされている。身体的に主観する変調が病気や異常な状況にはないと知るだけでも，現実的不安を支えるために重要である。

ついで，精神的治療の介入の必要性について検討する必要がある。出来事の直後に現れやすい症状は，急性のストレス反応で，表1にも示したが，不眠，夜驚，興奮，イライラ，不機嫌，分離不安，夜尿，退行などである。これらは，一過性である場合も多く，まず，刺激を減らして穏やかな安心できる環境を整え，母など安心できる大人が付き添うことも重要である。思春期年代では，このような時期には「1人でそっとしておいてほしい」という気持ちも強く，危険のない状況に置いてやり，見守る体制も必要である。不眠や興奮が長引く場合や逸脱行動が目立つ場合には，対症的に睡眠導入や不安の軽減あるいは鎮静のための薬物療法も考慮される。しかし，急性の時期は，事態が混沌としていたり，警察による介入がなされていたりするので，心理面を深く扱う精神療法などの治療には適さないことが多く，被害を受けた子どもの精神症状について，支える大人や子ども自身に心理教育的に伝えておくことが役立つ。

また，Aさんの母親のように自責感を持ち続ける親も多いので，親ガイダンスは必須である。特に，1年後，2年後などに生じる記念日反応や，幼少期の体験の意味が思春期年代以降に理解されて葛藤が改めて生じる可能性があることなどを親に伝えておく。興奮が続く場合や二次的に抑うつの遷延や不登校の長期化がみられる場合には，本人への精神療法や心理療法（プレイセラピー，行動療法など）を行うことが望ましい。

■Point

幼い子どもにも性被害は生じうる。それは，身近な大人によって引き起こされる可能性が十分にあることを心得る。対応の基本は，子どもの心身の安全が守られることであり，その上で医療は，被害者の身体面・心理面の両面から安心を回復することを支える立場にある。

●文献

1) David PHJ：虐待された子ども（Mary EH，他編，子どもの虐待防止センター 監修，坂井聖二 監訳）．明石書店，東京，2003, p564.

欧文索引

A
ADHD様症状 *67*
　ADHDと—— *67*
anorexia nervosa；AN *80*
attention-deficit/hyperactivity disorder；ADHD *32, 65, 99*

B
bulimia nervosa *80*

C
conduct disorder；CD *97*

D
delayed orthostatic hypotension；DOH *76*
dyslexia *53*

F
food avoidance emotional disorder；FAED *79, 80, 81*
food refusal *80*
functional dysphagia and other phobic conditions *80, 82*

H
head banging *2*

I
instantaneous orthostatic hypotension；INOH *75*

N
neurally mediated syncope；NMS *76*

O
oppositional defiant disorder；ODD *65, 98*
orthostatic dysregulation；OD *74, 75*

P
pervasive developmental disorders；PDD *10*
　——の早期徴候 *11*
pervasive refusal syndrome *80*
postural tachycardia syndrome；POTS *75*
post-traumatic stress disorder；PTSD *23*

R
restrictive eating *80*

S
selective eating *80*
selective serotonin reuptake inhibitor；SSRI *58, 63, 68, 71, 89, 101*
social skill training；SST *34, 99*
stereotypic behaviors *2*
stereotypic movement disorder *2*

T
temperament *7*

和文索引

あ
アリピプラゾール 102
頭打ち 2

い
異食 8
遺糞症 50
　——の診断基準 50, 51
一過性チック障がい 28

う
うつ病 90
　——の診断基準 90
　——の中核症状 90, 91
　——の二次症状 90, 91
　低年齢（思春期前）の—— 57
運動性チック 27

お
音声チック 27

か
過食 7
解離 65
　——の診断・分類基準 66
学習障がい 53

き
気質 7
機能的嚥下障がい 80, 82
起立性調節障がい 59, 74, 75
起立直後性低血圧 75
虐待 19, 68
共同注意行動 11
強迫 61
　——観念 61
　——行為 61
強迫性障がい 61

く
グリーフ 24
クロミプラミン塩酸塩 18

こ
行為障がい 97
　——の診断基準 98
　——の発現過程 99
広汎性拒絶症候群 80

さ
算数能力障がい 54

し
思春期のうつ 91
社会不安障がい 42
常同行動 2
　——が出現しやすい状況 3
　——障がい 2
食事のときのぐずり 8
食物回避性情緒障がい 79, 80, 81
食欲不振 6
新奇場面法 37
神経性習癖 2
神経性食欲不振症 80
神経性大食症 80
神経調節性失神 76

せ
制限性節食 80
性的虐待 68
性被害 107
遷延性起立性低血圧 76
前思春期 62
選択性緘黙 42
　——の診断基準 42
選択的セロトニン再取り込み阻害薬 58, 63, 68, 71, 89, 101
選択的節食 80
専門里親制度 18, 20

そ
ソーシャルスキルストレーニング 34, 99
咀嚼の問題 8

た
食べ物拒否 80
体位性頻脈症候群 75
脱抑制性愛着障がい 14
炭酸リチウム 99

ち
チック 26
　——に起因する日常生活の障がい 29
　——の種類と出現部位 28
　——障がい 26
注意欠陥／多動性障がい 32, 65, 99

111

て
ディスレキシア 53
　　——の疫学 55
デスモプレシン 45
綴字障がい 54
転換性障がい 85
　　——の診断基準 85

と
トゥレット障がい 26
　　——の病態生理 27
トラウマ体験 22
統合失調症 103
　　——様症状の鑑別診断 104
読字障がい 53, 54

は
バルプロ酸ナトリウム 99
パロキセチン 63
ハロペリドール 2, 26
発達障がい 37
　　高機能広汎性—— 49
　　広汎性—— 10
反抗挑戦性障がい 65, 98
反芻 8
反応性愛着障がい 13, 14, 18
　　——の診断基準 13
　　——・脱抑制型 14
　　——・抑制型 13

ひ
ピコスルファートナトリウム 48
悲嘆 24

ふ
フルボキサミン 63
不登校 71
　　——の分類 72
腹痛・嘔吐 8

へ
ペアレントトレーニング 100
偏食 8

む
無差別的社交性 14

め
メチルフェニデート 32, 34, 35, 67, 97, 99
　　——徐放薬 33

や
夜尿症の類型 45, 46

り
リストカット 68, 94, 95
リスペリドン 99, 102

ろ
ロラゼパム 102

■ 編者紹介

奥山眞紀子（Makiko Okuyama）

1979年	東京慈恵会医科大学卒業
1983年	東京慈恵会医科大学博士過程修了
1984年	埼玉県立小児医療センター神経科医員
1986年	ボストン タフツ大学附属ニューイングランド・メディカルセンター小児精神科
1989年	埼玉県立小児医療センター附属大宮小児保健センター保健指導部医長
1998年	埼玉県立小児医療センター保健発達部・精神科

2002年より現職

国立成育医療センターこころの診療部部長

東京慈恵会医科大学非常勤講師，日本小児科学会理事，日本小児精神神経学会常務理事，日本虐待防止学会理事，日本トラウマティックストレス学会理事，日本学術会議連携委員，NPO法人埼玉子どもを虐待から守る会理事のほか，厚生労働省社会保障審議会児童部会専門委員等の役職も多く歴任。

ケーススタディ こどものこころ

定価（本体3,400円＋税）

2008年10月15日　第1版

編　者　奥山眞紀子
発行者　梅澤俊彦
発行所　日本医事新報社　www.jmedj.co.jp
　　　　〒101-8718　東京都千代田区神田駿河台2-9
　　　　電話（販売）03-3292-1555　（編集）03-3292-1557
　　　　振替口座　00100-3-25171
印　刷　ラン印刷社

©Makiko Okuyama 2008 Printed in Japan
ISBN978-4-7849-4306-7　C3047　¥3400E

・本書の複製権は㈱日本医事新報社が保有します。
・JCLS ㈱日本著作出版権管理システム委託出版物
　本書の無断複写は著作権法上での例外を除き禁じられています。複写される場合は，そのつど事前に㈱日本著作出版権管理システム（電話03-3817-5670，FAX 03-3815-8199）の許諾を得てください。